무릎
아프기 시작하면
이 책

닥터 유스 **김유수** · 지음

통증 없는 무릎
사용 · 유지 · 보수 완전 매뉴얼

무릎

아프기 시작하면

이 책

길벗

당신의 무릎은
건강한가요?

'젊고 활력 넘치는 삶'이라는 말을 들으면 어떤 이미지가 떠오르나요? 40~50대에도 여전히 축구장을 뛰어다니거나 운동을 마음껏 하고, 80세에도 북한산 정상에 올라 희열을 느낄 수 있다는 상상만으로도 가슴이 벅차오릅니다. 이런 삶을 누리려면 지금 할 일은 무엇일까요?

여러 가지가 있겠지만 제일 중요한 것 중 하나는 바로 무릎을 건강하게 유지하는 것입니다. 그렇다면 건강한 무릎은 타고나야만 가능할까요? 아닙니다. 20여 년에 걸친 근골격계 임상 경험을 미루어 볼 때, 젊을 때부터 잘 관리한다면 누구나 가능합니다. 돈이 많이 필요한 것도 아닙니다. 그저 마음가짐을 바꾸고 몇 가지만 실천하면 됩니다.

건강한 무릎을 갖는다는 것은 단순히 정형외과만의 문제를 넘어서 적절한 신체 활동과 체력을 유지함으로써 심혈관 질환, 뇌졸중, 치매, 기력 저하 등 노화 관련 질환 또한 현저히 늦출 수 있음을 의미합니다. 따라서 젊고 활력 넘치는 삶의 핵심이라고도 볼 수 있습니다.

이를 위해서는 기존의 치료(Treatment) 패러다임을 넘어 치유(Healing)라는 관점에서 접근해야 합니다. 필자는 재활의학 전문의로, 병적 상황과 치료적 운동의 전문가인 동시에 노화 방지 의학과 퍼스널 트레이닝, 운동선수 체력 관리, 대체 의학 등 의학 외 다방면의 지식을 융합하여 '근골격계 통증 항노화'라는 새로운 영역을 만들어 냈습니다. 무릎 수술, 주사 전문가, 웨이트 트레이닝 전문가, 운동 전문가는 많습니다. 하지만 완전히 정상은 아니고 그렇다고 병적인 상태도 아닌 회색 지대를 잘 관리하는 전문가를 찾긴 어렵습니다. 건강한 무릎을 만들기 위해 가장 중요한 것이 이 영역의 관리이며, 바로 이것이 제가 이 책을 쓴 이유입니다.

이 책에서는 정통 재활의학에 최신 항노화 지식과 대체 의학, 트레이닝 이론을 접목하여 건강한 무릎 만들기를 위한 실질적이고도 독창적인 관점을 제시합니다. 무릎을 무리하게 써서 손상을 주지 말고(제거 Removal), 빨리 잘 나아서(재건 Reconstruction), 컨디션이 좋을 때 운동으로 최상의 무릎을 만들자(강화 Reinforcement)는 '트리플 R(Triple R)' 법칙에 최상의 몸 성능을 유지하자는 힐링(Healing)을 추가해 '건강한 무릎 관리 매뉴얼 4단계'를 완성하였습니다. 단순히 이론뿐 아니라 구체적으로 실천하는 방안을 정성스럽게 담아, 항상 곁에 두고 언제든 쉽게 찾아볼 수 있는 실질적인 지침서가 되고자 노력했습니다. 처음에는 세부 지침보다 근본 원리에 중점을 두고 읽으면 일상생활에 적용하기가 더 쉬울 것입니다.

원인이 불분명하고 미리 예방하기 어려운 질병은 많습니다. 하지만 관절 질환은 충분히 예방할 수 있습니다. 그리고 오랜 진료 경험 덕분에 "답은 치료가 아니라 힐링이다"라고 확신을 가지고 말할 수 있습니다. 현재 주로 이뤄지는 치료 위주의 통증 관리 관점에서 보면 '항노화 통증 관리'는 시대를 좀 앞선다는 생각이 들긴 하지만, 팬데믹이 디지털화를 극적으로 앞당겼듯 이 책으로 인해 무릎 관리의 패러다임이 치료에서 치유로 빠르게 변하기를 기대해 봅니다.

닥터 유스 Dr. Youth

김유수

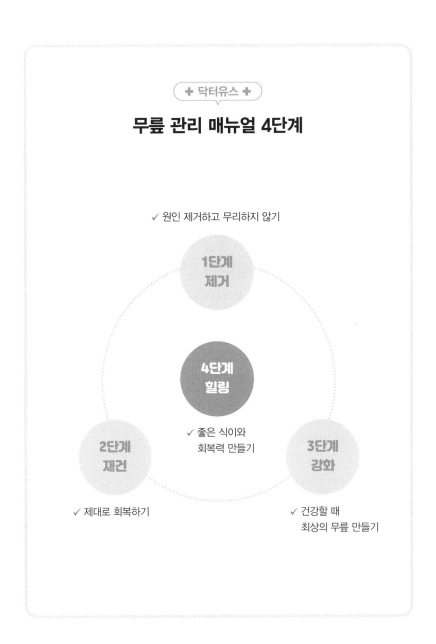

✛ 닥터유스 ✛

무릎 관리 매뉴얼 4단계

✓ 원인 제거하고 무리하지 않기

**1단계
제거**

**4단계
힐링**

✓ 좋은 식이와
회복력 만들기

**2단계
재건**

**3단계
강화**

✓ 제대로 회복하기

✓ 건강할 때
최상의 무릎 만들기

CONTENTS

아픈 무릎
어떻게 해야 할까요?

● PART 5 ●

무릎 관리 매뉴얼 3단계
- 강화 Reinforcement

• PART 6 •

무릎 관리 매뉴얼 4단계
– 힐링 Healing

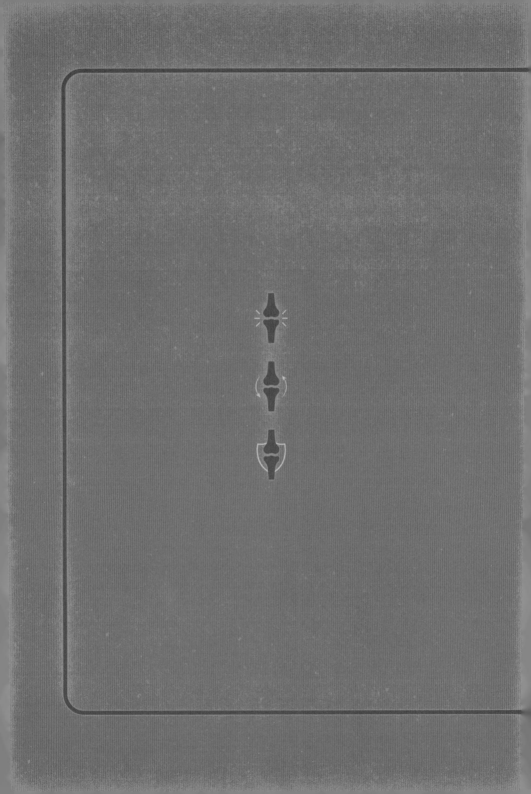

PART 1

악! 무릎에
힘을 줄 수가 없어요!

무릎이 아파 병원에 갔더니
수술하라는데요?

지인(40대 여자)에게서 연락이 왔습니다. 3주 전부터 무릎이 아파서 병원에 갔더니 수술해야 한다고 했답니다. 심지어 수술한 후에는 얼마간 목발을 짚어야 한다고 해요. 당장 일상 생활이 많이 불편해질 텐데 어떻게 해야 할지 난감하고 당황해서 연락을 하신 거지요.

증상을 자세히 물어봤더니, 의자에 앉았다가 일어설 때 무릎에 힘을 줄 수 없어서 약간 휘청거리다가 열 걸음 정도 걷고 나면 괜찮아졌다고 합니다. 또, 쪼그려 앉을 때 통증이 생겼는데 별로 심하지는 않고 다리를 펴면 멀쩡해지는 증상이 지속되었다고 합니다. 평소 걸어 다닐 때는 별 이상이 없었고요. 증상의 원인을 알아보려고 병원에서 자기공명영상(MRI)을 찍어 보니 연골이 손상되었다고 합니다. 치료를 하려면 내시경을 이용해 연골성형술이나 연골재생술을 해야 한다는 것입니다.

어떠신가요? 이 글을 읽는 여러분도 정도는 다르지만 흔히 듣거나 겪었을 법한 이야기 아닙니까? 그렇습니다. 40대가 되면 대부분 무릎이 조금씩 손상되기 시작합니다. 과연 이 분은 수술을 꼭 받아야 하는 것일까요? 도대체 왜 이런 일이 생겼고, 예방하는 방법은 뭘까요? 그리고 지금보다 좋아지려면 무엇을 해야 할까요?

40대, 내 몸의 성적표를 받아들 시간

20대는 대부분 웬만큼 무리해도 몸이 별로 아프질 않습니다. 하지만 모른 채 그냥 두면 조금씩 손상이 누적되어 그 결과가 어느 순간(보통 40대) 나타나게 됩니다. 예전에는 농구를 서너 게임 뛰어도 끄떡없었지만 이제는 한 게임만 뛰어도 무릎이 아프고, 종일 신을 정도로 좋아했던 하이힐도 신발장에만 모셔두게 됩니다.

자, 그렇다면 어떻게 해야 할까요? 그냥 이대로 나이 들어가는 것을 한탄만 하고 있어야 할까요? 젊을 때부터 신경을 써서 관리했다면 좋았겠지만, 지금도 늦지는 않았습니다. 아직은 엑스레이에 이상 소견이 안 나타나는 경우가 대부분이니까요. 하지만 마음가짐만큼은 이전과 달라야 합니다.

첫 번째, 우리 몸은 40대 중반을 기점으로 수비에 중점을 두어야 할 때로 바뀝니다. 축구에서 전반전에 이겼다면 후반전에서는 최대한 '방어'하는 데 중점을 두어 경기를 잘 마무리하는 게 맞습니다. 후반전에도 이기려고 무리하게 공격하다 보면 생각지 못한 역습을 당해 순식간에 경기를 망칠 수도 있습니다.

이처럼 40대 중반부터는 운동을 하더라도 지금까지의 능력치를 오래 유지하는 데 중점을 두어야 합니다. 몸이 따라주지 않는데도 20대처럼 운동하면서 '아직도 젊다'는 것을 과시하지 마십시오.

두 번째, 내 몸의 작은 소리에 귀를 기울이세요. 통증은 멀쩡한데 생기지 않습니다. 분명 어딘가에 손상이 생겼기 때문에 아픈 것입니다. 예전에 그냥 지나쳤던 증상들도 진지하게 살펴봐야 합니다. 좀 뻐근한 정도라면 충분히 회복할 수 있는 증상이므로 온찜질이나 반신욕을 하며 지켜보아도 됩니다. 하지만 잠깐이라도 '찌릿'하다면 힘줄이나 인대가 미세하게라도 손상된 것입니다. 염증을 치료하고 회복할 시간을 충분히 두는 것이 좋습니다. 이 찌릿함이 쌓이다 보면 결국 눈에 보일 정도로 연골이 손상되기 때문입니다.

2030에서도 늘어나는
무릎 환자

무릎 통증은 40대 이상에서 나타나는 질병이라고 생각하기 쉽지만, 최근에는 20~30대에서도 무릎 환자가 증가하고 있습니다. 가장 큰 원인은 단연코 운동입니다. 보통 무릎이 망가지는 이유는 짐작하다시피 비만이 중요한 요인입니다. 하지만 2030 세대에서는 비만보다는 체중을 감량하려고 무리하게 감행하는 운동 때문에 무릎이 아픈 경우가 훨씬 많습니다.

젊고 건강하게 살려면 운동이 중요하다는 것은 부인할 수 없습니다. 문제는 건강해지는 데 필요한 정도보다 훨씬 많이 운동할 때 생깁니다. 이는 운동을 많이 할수록 더 건강해지리라는 견고한 믿음 때문이기도 하고 운동 자체에 중독되어서 그렇기도 합니다. 영국에서 진행된 연구에 의하면, 달리기를 한 후에 체내에는 '엔도카나비노이드(Endocannabinoid)'라는 물질이 30%나 증가했다고 합니다. 'cannabis'는 대마초를 뜻하는 말로, 엔도카나비노이드는 몸속에서 나오는 대마초의 성분과 비슷한 물질이라는 뜻입니다.

술도 적당히 마시면 큰 문제가 없지만 과하면 몸이 망가지듯, 운동도 이와 비슷한 결과를 초래할 수 있습니다. 매일 폭음을 하면 젊은 나이에 지방간과 위궤양이 생기고, 매일 무리하게 운동하면 연골판 파열과 힘줄 손상이 따라옵니다. 사실 폭음보다 과다 운동이 더 위험할 수 있습니다. 폭음으로 상한 위 점막은 재생되지만 운동하다가 다친 연골은 재생되지 않기 때문이죠.

무릎이 안 좋은 젊은 환자가 증가하는 이유는 하나가 더 있습니다. 바로 하이힐입니다. 병원을 찾는 30~40대 중 특히 여성분들의 공통적인 이야기 중 하나가 본인이 20대에는 10cm 하이힐을 신고 심지어 뛰어다녀도 끄떡없었는데 지금은 굽이 5cm인 구두도 힘들다는 것입니다. 인간의 무릎은 뒤꿈치가 올라가고 발가락으로 온몸의 체중을 지탱해야 하는 하이힐을 견딜 수 있을 만큼 진화하지 않았습니다. 하이힐을 신으면 먼저 발목이 불안정해지면서 근육이 바짝 긴장해 걸음도 불안정해집니다. 그러다 보니 무릎도 과도한 압력을 받아 인대나 관절연골에 무리가 갑니다. 그뿐 아니라 발가락, 척추까지도 변형이 생깁니다.

하지만 보통 사람들이 무릎 통증과 하이힐을 연관짓기는 어렵습니다. 어느 날 갑자기 무릎이 아파서 하이힐을 신기가 어려워지면 그제야 짐작하게 됩니다. 흥청망청 신용카드를 쓰다가 한도에 도달한 것과 비슷합니다. 한도에 도달하기 전에 잘 관리하는 것이 중요합니다.

여성에게 무릎 앞쪽 통증이 더 흔한 이유

여성은 대체로 골반이 커서 다리가 밖으로 약간 더 휘는데, 이로 인해 무릎이 안쪽으로 조금 돌아가면서 슬개골(무릎뼈) 관절도 무리하게 됩니다. 때문에 여성은 무릎 앞쪽 통증이 더 흔하게 발생하며 무릎에 외상도 자주 생깁니다. 따라서 슬개골을 잡아주는 보호대를 남성보다 더 적극적으로 활용하면 좋고, 풀 스쾃(Full Squat)처럼 무릎을 90도 가까이 굽히는 트레이닝은 조심해야 합니다. 남녀가 다른 운동을 한다기보다는 같은 운동을 하더라도 여성은 좀 덜 굽히는 방식을 추천합니다. 여성이 무릎 통증을 관리하는 몇 가지 방법을 소개합니다.

여성 무릎 통증 관리법

① 동작마다 운동 강도를 낮춰 손상 위험을 줄인다.

② 보호대를 착용해 무릎에 스트레스를 줄인다.

③ 출퇴근 시 걷거나 계단을 오르내리는 시간이 길 때는 하이힐 대신 운동화를 신는다.

④ 온찜질, 국소 항염제 등 부담 없이 회복을 촉진하는 방법을 초기부터 적극적으로 사용한다.

회복하는 데 오래 걸리면
노화가 시작된다

예전에는 '노화'라고 하면 60대 이상에게 해당되는 말인 줄 알았습니다. 하지만 최근 건강에 대한 관심이 늘어나면서 신체의 어느 부분은 30대, 혹은 20대부터 노화가 시작된다는 것이 많이 알려졌습니다. 노화가 진행되는 30~40대가 되면 당연히 무릎도 그 직격탄을 맞습니다. 무릎의 노화와 회복을 이해할 때 꼭 알아야 할 개념들을 저의 방식으로 쉽게 설명해 보겠습니다.

'회복 가능 범위'를 벗어나는 손상을 피하자

인체는 20대에는 번식이 최우선 과제이다 보니 에너지가 좀 더 들

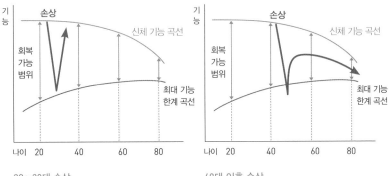

20~30대 손상
회복 가능 범위가 넓고 범위 이내의 손상은
정상 곡선으로 쉽게 복귀한다.

40대 이후 손상
비슷한 정도의 손상으로도 최대 한계를 넘기
쉬우며 정상 곡선으로 회복되기 힘들다.

더라도 '회복 가능 범위'를 넓게 설계합니다. 하지만 노화에 맞닥뜨리면 운영 체계가 완전히 달라집니다. 나이가 들수록 효율적으로 생존하기 위해 자원을 최소한으로 쓰려고 합니다. 그러다 보니 에너지가 많이 드는 회복 과정을 최소한으로 설정해, 회복 범위가 매우 좁게 변합니다. 따라서 이전에 하던 운동 동작의 강도나 양에서 조금만 많아지면 금방 손상이 가고 염증이 생깁니다.

[그림 1.1]의 왼쪽 그래프를 보면 20~30대에는 '회복 가능 범위'가 넓기 때문에 손상되어 기능이 많이 떨어지더라도 원래대로 잘 회복합니다. 물론 심각하게 손상(높은 곳에서 떨어져 다발성 골절이 된 경우 등)되면

원래 기능으로 회복하지 못하고 평생 장애가 남거나 기능이 저하된 상태로 살게 됩니다.

반면에 오른쪽 그래프를 보면 점점 나이가 들수록 손상이 조금만 커져도 정상 신체 기능 곡선으로 돌아오기 힘듭니다. 아주 건강했던 어르신들이 살짝 삐끗했을 뿐인데 영영 예전 기능을 찾지 못하고 점차 거동하기 힘들어지는 경우도 흔히 볼 수 있습니다.

'통증 관리 기간'을 충분히 확보하자

'통증 관리 기간'은 회복 시간을 다룬 이론입니다. 어느 부위든 일단 손상을 입어 통증이 생겼다가 없어졌다면, 다시 통증이 발생하지 않는 기간을 충분히 확보해야 합니다. 그래야 제대로 회복되는데, 안타깝게도 나이가 들수록 이 기간은 더 많이 필요합니다.

상처가 치유되는 과정을 담은 [그림 1.2] 그래프를 보십시오. 손상 직후에 혈소판(Platelet)이 나와 피가 멈추면 백혈구가 모여들면서 염증기가 시작됩니다. 백혈구는 면역 반응을 담당하는 세포 집단입니다. 그중에서도 호중구(Neutrophil)라는 세포가 가장 먼저 몰려들어 병원체를 분해하고 먹어치우면 이어서 대식 세포(Macrophage)가 죽은 조직을 처리합니다. 이때부터 새로운 조직을 재생하는 과정이 시작됩니다. 혈관도 새로 생기고 섬유아 세포(Fibroblast)에서 생긴 콜라겐이 점점 늘어나 상처는 손상되기 전의 강도(Strength)를 회복하게 됩니다.

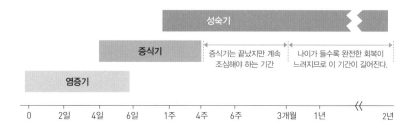

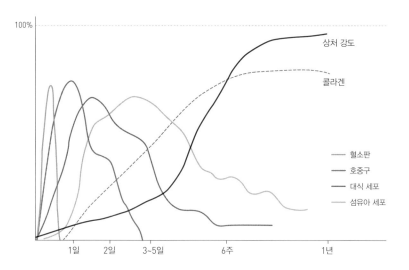

문제는 일주일 정도의 염증기가 지나 통증이 거의 사라지는 시점부터입니다. 보통 통증만 없어지면 다 나았다고 생각하기 쉽습니다. 하지만 그래프에서 보다시피 이전 수준으로 완벽하게 회복하려면 수 개

월에서 1년 이상이 걸립니다. 즉, 통증은 없지만 아직 정상은 아닌 시기가 있다는 걸 기억하십시오. 통증이 없어졌다고 해서 예전 수준으로 움직이고 활동하면 재손상을 입기 쉽습니다. 그럼 어떻게 하면 완벽히 나았는지 알 수 있을까요? 이전에 했던 모든 동작들을 통증 없이 완벽히 하게 될 때입니다.

하지만 완벽히 회복되기 전에라도 일상적인 활동은 가능합니다. 너무 아무것도 하지 않으면 주변 정상 조직이 퇴화할 수 있어 오히려 좋지 않습니다. 일반적인 활동을 할 때 통증이 없으면서 성숙기가 진행되어 80% 정도 회복된 시점인 6주~3개월 정도까지를 '통증 관리 기간'이라 하겠습니다. 잘 회복하기 위해서는 이 기간을 꼭 기억해서 절대 무리하지 않아야 합니다. 너무 빠른 운동 복귀 등으로 이 기간 중에 다시 통증이 생긴다면 처음부터 새로 회복시켜야 한다고 생각하시면 됩니다.

염증기 이후부터 6주까지는 콜라겐이 증가하면서 상처 부위의 강도가 80%까지 회복하지만 그 이후에는 매우 느리게 호전되는 것을 볼 수 있습니다. 보다시피 1년이 지나도 90%밖에 회복되지 않습니다. 무릎에서 이런 부분이 많아지면 결국 무릎 전체가 약해질 수밖에 없습니다. 재손상을 입으면 치명적인 이유 중의 하나입니다. 문제는 나이가 들면 회복하는 데 필요한 기간도 좀 더 길다는 점입니다.

통증에는 반드시
이유가 있다

    정리하면 어느 부위가 며칠 이상 지속적으로 아팠다가 호전되었다면(염증기를 거쳐 증식기나 성숙기에 접어들었음), 충분히 회복할 수 있도록 최소 2~3개월 이상은 통증이 안 생기게 관리해야 합니다. 통증이 없다고 바로 운동해서 또 아프고, 이런 패턴이 반복되면 결국 퇴행성 변화로 진행됩니다.

    이것은 단순히 손상을 유발한 운동만 하지 말라는 것뿐만 아니라, 무릎에 좋은 운동이라도 통증이 생기기 쉬운 동작과 자세는 가급적 피하라는 것입니다. 통증이 생기는 동작을 자꾸 하다 보면 통증이 생기는 기간이 점점 짧아지고, 이전에 비해 강도가 약한 운동을 해도 통증이 생길 수밖에 없습니다. 환자는 아무것도 안 했는데 통증이 다시 발생했다고 하지만, 자세히 물어보면 다른 운동을 하거나 안 좋은 자세를 유지했습니다. 통증에는 반드시 이유가 있습니다.

아프면 참지 마세요. 단순히 운동의 양과 건강한 관절이 비례하지 않습니다. 같은 양을 운동하더라도, 통증을 요리조리 피하면서 하는 경우와 우직하게 통증을 참아가며 운동하는 경우 중 어느 쪽이 퇴행성 관절이 될 가능성이 높을까요? 당연히 후자입니다.

나이가 들수록 더더욱 그렇습니다. 극한까지 참고 운동하면 기능이 좋아진다는 것은 우리 몸의 회복력이 절정인 20대 초반의 젊은 운동선수들에게나 해당되는 이야기입니다. 이조차도 통증을 유발할 정도로 하라는 의미는 아닙니다. 퇴행성 관절염이 발병한 이유에는 어떤 운동을 했는지나 얼마나 많이 운동했나보다 '통증을 참고도 운동한 시간'의 총량이 얼마인지가 더 중요하다고 봅니다.

관절은 정직합니다. 문제가 있으면 문제가 있다고 신호를 보내고 좋아지면 이제 해도 된다는 신호를 보냅니다. 내 몸에 해로운 동작은 통증을 통해서 하지 말라는 신호를 보냅니다. 내 몸의 작은 소리에 귀 기울이고 절대 몸이 하지 말라는 일은 하지 않는 것. 그것이 바로 오래 쓰는 건강한 무릎의 핵심입니다.

약하고 섬세한 관절, 무릎

● 그림 1.3 **무릎의 구조**

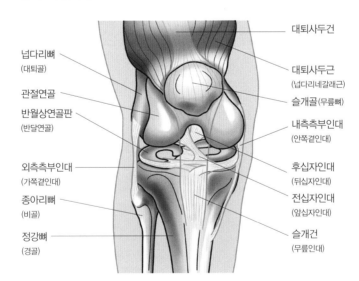

넙다리뼈
(대퇴골)

관절연골

반월상연골판
(반달연골)

외측측부인대
(가쪽곁인대)

종아리뼈
(비골)

정강뼈
(경골)

대퇴사두건

대퇴사두근
(넙다리네갈래근)

슬개골(무릎뼈)

내측측부인대
(안쪽곁인대)

후십자인대
(뒤십자인대)

전십자인대
(앞십자인대)

슬개건
(무릎인대)

뼈와 뼈가 연결된 것을 관절이라고 하고, 우리 몸에는 187개의 관절이 있습니다. 무릎 관절은 덮고 있는 근육이 별로 없어 손으로 쉽게 만져지는 반면, 엉덩이 관절은 무릎과 달리 두툼한 근육이 단단히 지지하고 있기 때문에 손으로 만져지지 않는 대신 좀 더 안정적입니다.

[그림 1.3]은 무릎의 구조를 보여주는 그림입니다. 무릎 관절은 위쪽의 넙다리뼈(대퇴골)와 아래쪽의 정강뼈(경골)가 만나 이루는 관절을 말합니다. 이 관절 덕분에 무릎을 앞뒤로 굽혔다 폈다 할 수 있습니다. 넙다리뼈 끝에는 두 뼈가 직접 닿지 않도록 하는 관절연골이 있고, 정강뼈에는 반월상연골판(반달연골)이 2개 있습니다. 또 가운데에는 전십자인대, 후십자인대가 십자 모양으로 교차돼 두 뼈를 연결하고 있습니다. 십자인대는 아래쪽 뼈인 정강뼈가 넙다리뼈의 앞쪽(전십자인대), 혹은 뒤쪽(후십자인대)으로 빠지지 않도록 잡아 주는 역할을 합니다. 또한 정강뼈가 양옆으로 빠지지 않도록 안쪽(내측측부인대)과 바깥쪽(외측측부인대)에서 2개의 측부 인대가 잡고 있습니다.

넙다리뼈 앞에는 역삼각형 모양의 납작한 슬개골(무릎뼈)이 덩그러니 놓여 있습니다. 슬개골의 위에는 대퇴사두근(넙다리네갈래근), 아래에는 슬개건(무릎인대)이 꽉 잡아 주고 있습니다. 슬개골은 무릎을 보호하는 역할 외에도 넓적다리 앞쪽에서 무릎을 펼 때 필요한 힘줄(대퇴사두건)이 붙어 있어 적은 힘으로도 무릎을 펼 수 있습니다. 슬개골은 대퇴사두건부터 슬개건으로 넘어가는 정거장 같은 부분입니다. 슬개골이 있어서 대퇴사두건이 정강뼈와 직접 연결된 것보다 훨씬 적은 힘으로 다리를 펼 수 있습니다.

흔히 무릎 관절이라고 하면 넙다리뼈와 정강뼈 사이의 관절만 생각합니다. 하지만 넙다리뼈와 그 앞의 슬개골 사이 슬개대퇴관절도 무릎 관절입니다. 이 관절은 평지를 걸을 때는 별로 힘을 받지 않지만, 계단을 오르내리거나 앉았다 일어설 때 특히 쪼그리고 앉을 때 엄청난 힘을 받습니다. 이런 동작으로 인해 자주 손상되면 관절염이 생기게 됩니다.

무릎의 구조를 비유해서 설명하자면, 의자 위에 2개의 둥근 공이 얹혀 있는 모양이라고 할 수 있습니다. 보기만 해도 불안하겠죠? 등받이 없는 의자 2개(정강뼈)를 붙여 놓고 방석 2개(반월상연골판)를 놓은 다음 각각 농구공(넙다리뼈 맨 아랫쪽, 안쪽관절융기와 바깥관절융기)을 1개씩 얹어 놓았다고 상상해 보세요. 의자가 흔들리면 공은 마구 굴러다닐 테니, 떨어지지 않게 공을 잡아주는 역할을 하는 것이 바로 인대(Ligament)입니다. 인대는 뼈와 뼈를 연결해 잡아주는 역할을 하는 중요한 구조물이라고 할 수 있죠.

무릎 관절의 든든한 조력자, 인대와 연골

무릎에 이렇게 불안정하게 배치된 뼈들은 강력한 인대가 잡아주고 있습니다. 그러다 보니 무릎에는 다른 관절보다 인대가 많고 더 굵을 수밖에 없습니다. 이런 구조 덕분에 단순히 구부렸다 펴는 동작 외에도 정강뼈가 양옆, 앞뒤로 움직이며 안쪽 바깥쪽으로 회전도 하는 등 12개의 방향으로 움직일 수 있습니다. 굽혔다(굴곡) 폈다(신전)하고, 안쪽으로 돌아가기도(내회전) 하고 바깥쪽으로 돌아가기도(외회전) 합니다.

연골에 대해서는 좀 더 알아볼 필요가 있습니다. 관절은 뼈와 뼈가 만나는 부분인데, 움직일 때마다 뼈끼리 부딪치면 충격이 클 것입니다. 따라서 뼈끼리 만나는 부위에는 연골이라는 물렁뼈가 있습니다.

이를 관절연골이라고도 하는데, 두께가 보통 1cm 정도이며 충격을 흡수하고 관절 운동을 원활하게 합니다. 물렁뼈라는 이름과 달리 뼈보다 덜 딱딱할 뿐 실제로는 상앗빛의 딱딱하고 매끈한 조직입니다. 하지만 손상되거나 퇴화가 되면 말랑말랑해지고 갈라지다가 결국 움푹 파이게 됩니다.

관절연골은 압력에 약합니다. 압력을 아주 세게 받으면 점차 탄력이 없어지고 두께가 얇아지면서 여기저기 갈라져 제 기능을 할 수가 없습니다. 그렇다고 너무 움직이지 않으면 제대로 영양분을 공급받지 못해 연골이 파괴됩니다. 적당히 운동하면 건강하게 연골을 쓸 수 있겠죠. 그런데 문제는 연골은 재생이 어렵다는 점입니다. 한 번 퇴화되면 다시는 되돌릴 수가 없기 때문에 미리 예방해야 합니다. 이 책에서 소개하는 모든 방법은 결국 이 '관절연골'을 보호하는 것입니다. 꼭 기억해두시면 좋겠습니다.

관절연골과 별개로 정강뼈 맨 위에는 납작한 초승달 모양의 반월상연골판(반달연골) 2개가 얹혀 있습니다. 반월상연골판은 앞서 예를 든 의자와 농구공에서 방석에 해당하는 부분입니다. 가운데가 파인 도넛방석과 비슷하지만 안쪽 연골판 끝부분이 끊어져 있습니다. 바깥쪽 연골판은 거의 연결되어 있는데 안쪽 연골판은 절반만 있죠.

반월상연골판은 무릎을 옆으로 틀 때도 찢어지지 않게 딱딱하며, 무릎이 받는 충격을 흡수하고 관절이 원활하게 움직이도록 합니다.

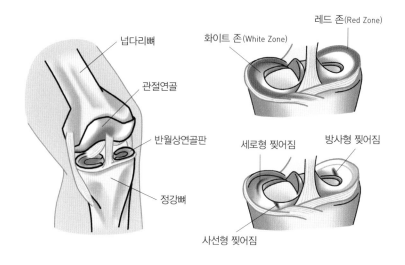

또한 관절연골과는 달리 뼈에 고정되지 않고 관절낭(관절을 둘러싼 주머니로, 안에 관절액이 있다)에 붙어 관절과 함께 움직입니다. 따라서 무릎이 과도하게 압력을 받으면 연골판이 찢어질 수 있습니다. 특히 관절막에 붙은 가장자리(레드 존)는 비교적 혈류가 잘 공급돼 찢어져도 다시 붙을 수 있지만, 그 안쪽(화이트 존)은 혈관이 없어서 찢어지면 회복이 잘 안됩니다.

무릎, 어디가 어떻게
불편하십니까?

가장 흔한 증상, 통증

배가 아프면 정확히 어느 부위가 문제인지 알아채기 어려운 경우도
많지만, 무릎은 아픈 부위가 바로 가장 문제가 있는 곳이라고 봐도 무
방합니다. 그래서 진료실에 가기 전에 미리 집게손가락 끝으로 무릎
주변 여기 저기 눌러봐서 제일 아픈 곳을 찾아내서 표시해 놓으면 의
사가 진단하기가 한결 수월합니다.

무릎 앞쪽이 아프면 슬개골 주위(대퇴사두근, 슬개건, 슬개대퇴관절), 뒤
쪽이 아프면 반월상연골판 뒤쪽이 문제인 경우가 많습니다. 무릎 안
쪽이 아프면 관절연골이나 내측 연골판, 바깥쪽이면 바깥쪽의 힘줄과

연골판, 인대가 문제입니다.

무릎이 아프면 특히 어디가 아픈지 손가락 끝으로 하나하나 짚어 보십시오. 바로 그 부분의 힘줄이나 연골판, 뼈 등이 문제입니다. 정확한 부위를 진단하는 것이 문제 해결의 시작입니다.

붓는 증상

원래 무릎 관절 내에는 윤활 작용을 하는 관절액이 있습니다. 무릎 관절이 눈에 보일 정도로 부었다는 것은 관절액이 증가하거나 고름이나 피가 고였기 때문입니다. 관절주머니(관절낭)를 물이 적당히 찬 풍선에 비유하면, 관절 부종은 그 안에 물이 많아져서 부풀어 오르는 것과 비슷합니다. 관절 안의 구조물이 찢어져서 피가 나거나 조직이 손상돼 염증이 생기면 관절이 붓습니다. 무릎이 전체적으로 뻐근하고 움직이기가 어려워졌다면 무릎이 부은 것입니다. 애매하면 양쪽 무릎을 비교해 보십시오. 멀쩡한 무릎은 슬개골 같은 뼈의 경계가 선명하게 보이지만 부은 무릎은 불분명합니다.

십자인대(정강뼈가 앞뒤로 빠지는 것을 막는 인대)나 연골판이 찢어지고 뼈가 다치면 붓기가 심해집니다. 관절 안에 피가 차면서 관절에 염증이 생기거나 연골판, 십자인대 등 구조물이 손상되면 윤활 작용을 더 잘하기 위해 관절액이 많아지기 때문입니다.

하지만 이렇게 심하게 다치지 않았는데도 하루 이틀 조금 부었다

가라앉는 경우도 있습니다. 운동하다 보면 흔히 발생하기 때문에 무심히 넘기기 쉬운데, 의외로 초기 신호라기보다는 거의 마지막 경고 신호에 가깝습니다. 이 타이밍에 뭔가 조치를 하지 않으면 곧 퇴행성 관절염, 힘줄염, 움푹 파일 정도의 연골 손상 등이 생길 가능성이 높습니다. 기억하십시오. 그냥 둬도 완전하게 회복될 수 있는 문제일 때는 절대 붓지 않습니다.

무릎에서 나는 이상한 소리

힘줄이 주위 조직과 부딪치면서 나는 소리는 옆 사람에게 들릴 정도로 크지만 치료가 필요한 문제는 아닙니다. 앉았다 일어날 때, 계단을 오르내릴 때에도 소리가 나는 이유는 슬개골 아래의 연골끼리 부딪치거나 연골이 닳아 관절면이 울퉁불퉁해지면서 뼈가 걸리는 부분이 생겨 마찰이 심해지기 때문입니다.

기찻길을 생각해 보죠. 철로에 기차 바퀴가 정확히 맞아야 부드럽게 가는데 만약 기찻길이 변형이 되면 그 구간은 심한 소리가 나겠지요. 혹은 바퀴가 녹이 슬어 울퉁불퉁해져도 마찬가지입니다. 무릎이 그렇게 되면 급격히 닳기 시작합니다. 대표적인 것이 관절염입니다.

다들 '여태까지 멀쩡했는데 왜 갑자기 이렇게 되었나?'라고 생각합니다. 하지만 수십만 킬로미터를 잘 달린 기찻길도 한 번 문제가 생기기 시작하면 순식간에 망가집니다. 연골도 마찬가지라고 보면 됩니다. 그래서 작은 신호라도 예리하게 포착하고 수리하는 것이 매우 중요합니다. 보통은 소리만 나고 통증이 없다면 별 문제가 아니라고 보지만, 특히 갑자기 소리가 나기 시작한다면 연골 손상의 초기 신호로 보고 진단을 받는 것이 좋습니다.

갑자기 느끼는 심한 통증

평소에는 괜찮은데 특정 동작에서 무릎이 뭔가에 걸린 듯 움직이기가 매우 아픈 경우가 있습니다. 이런 것을 잠김(걸림) 현상이라고 하는데, 파열된 연골판이 관절 사이에 끼거나 연골 조각이 관절 내를 돌아다니다가 끼는 것입니다. 대부분 낀 부분이 제자리로 돌아오면 증상이 사라지지만, 증상이 반복된다면 수술로 연골 조각을 제거하거나 찢어져 너덜거리는 부분을 절제하여 해결하는 것이 좋습니다.

대표적인 문제로 박리성 골연골염(Osteochondritis Dissecans)이 있습니다. 무릎 안의 관절연골이 깨져서 분리(박리)되어 관절 안을 돌아다니는 질환을 말합니다. 이렇게 떨어진 조각은 시간이 지나면서 다른 조직이 붙어서 점점 커집니다. 그 외에도 관절막에 염증이 생기면 관절 안을 떠돌아다니는 조각이 생겨 갑작스런 통증을 일으키기도 합니다.

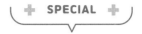

무릎이 아플 때 응급 처치법

무릎뿐 아니라 외상을 입었을 때 꼭 필요한 응급 처치 4가지를 알아두면 좋습니다. 흔히 RICE(Rest 휴식, Ice 얼음 찜질, Compression 압박, Elevation 올려놓기)라고 합니다.

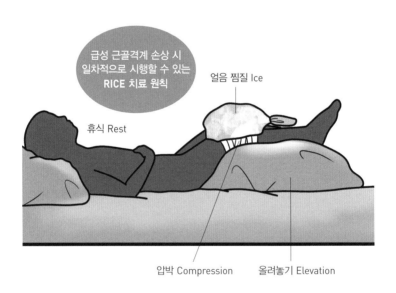

급성 근골격계 손상 시 일차적으로 시행할 수 있는 **RICE 치료 원칙**

얼음 찜질 Ice

휴식 Rest

압박 Compression

올려놓기 Elevation

휴식 Rest

먼저 통증이 생기는 동작은 무조건 하지 않는 것이 중요합니다. 건강할 때는 도움이 되었던 동작들도 아플 때는 독약입니다. 무조건 운동하지 말고 회복될 때까지 기다려야 합니다.

그렇다고 전혀 움직이지 않고 가만히 있을 수는 없습니다. 직장도 가야 하고 사람도 만나야 합니다. 그래서 적절한 고정 치료를 추천합니다. 압박 붕대를 감으면 더 붓지도 않고, 휴식을 위해서도 좋습니다. 목발을 짚는 것도 좋습니다. 그 부위를 쉬게 해서 빨리 낫도록 할 수 있습니다. 손상된 부위에 계속 자극이 가면 빨리 낫지도 않을 뿐더러 회복력도 떨어지게 됩니다.

얼음 찜질 Ice

갑자기 다쳤거나 통증이 생겼다면 무조건 찜질을 합니다. 특히 부은 곳을 가라앉히는 데는 압박과 더불어 얼음 찜질이 가장 효과적입니다. 차가운 얼음 찜질은 세포 내 대사 작용을 늦춰서 열감이 있는 염증과 붓기를 줄이고 혈관을 수축시켜서 내부 출혈을 감소시킵니다. 또한 근육 경련도 완화됩니다. 보통 다친 후 48~72시간까지는 얼음 찜질이 좋습니다. 그 이후에는 온찜질이 혈액순환에 도움을 주기 때문에 더 좋습니다.

다만 예외도 있습니다. 처음 다치고 2~3일 사이에 움직여서 더 손상되었거나 붓는다면 얼음 찜질을 계속 해야 합니다. 추가로 손상되어 손상 시점이 변경된 것이므로 다시 48~72시간을 적용해야 하기 때문입니다. 계속 붓는 경우는 찜질, 압박 같은 처치로 해결할 수 없을 정도로 내부 구조물이 큰 손상(전방십자인대 파열 등)을 입은 경우입니다. 얼음 찜질을 하면서 빨리 병원으로 가서 제대로 원인을 파악하는 것이 중요합니다.

압박 Compression

압박 붕대를 어떻게 감아야 잘 보호할 수 있을까요? 일단 부은 부분을 중심으로 압박해야 합니다. 그 부분이 바로 손상된 부위이므로 움직이지 않게 고정해야 합니다. 자꾸 움직이면 빨리 나을 수가 없습니다. 특히 더 많이 부은 부분을 중심으로 감되 무릎 전체가 움직이지 않도록 슬개골 아래위에 걸쳐 충분히 감으십시오. 특별히 잘 감는 방법이 있는 것은 아니지만 겹치는 부위가 3분의 2정도 되도록 감으면 됩니다.

붕대를 너무 느슨하게 감으면 압박이 잘 안되기 때문에 한 바퀴 돌 때마다 살짝만 더 당긴다는 느낌으로 감으면 충분히 압박될 수 있습니다. 반대로 너무 꽉 당기면서 감으면 피가 안 통해서 종아리 부분이 저리고 부을 수 있습니다. 종아리 아래가 저리고 붓는다면 빨리 압박 붕대를 풀고 다리를 높이 올린 상태에서 지켜봐야 합니다. 12시간이 지나도 저리고 피가 안 통하는 느낌이 들면서 절뚝거리거나, 압박 붕대를 풀었는데도 저리다면 병원에 가 봐야 합니다.

압박 붕대를 감고 걷거나 다리를 굽혔다 폈다 하면 점점 붕대가 느슨해져 효과가 떨어지기 때문에 다시 감아야 합니다. 휴식을 취하기 어렵고 매번 다시 감기가 불편하면 보호대를 쓰는 것도 좋습니다. 특히 얼음 찜질을 해야 하는 기간인 첫 2~3일 동안은 계속 압박을 가하고 있어야 한다고 생각하면 됩니다.

올려놓기 Elevation

우리 몸의 피는 중력의 영향을 받아 아래로 쏠리는 경향이 있습니다. 그렇게 때문에 심장보다 아래에 있는 무릎이 다치면 혈액이 고여 있거나 순환하기가 어렵습니다. 그래서 다친 부위를 심장보다 높이 올리라는 것입니다. 누워서 무릎 밑에 베개를 받쳐 무릎을 심장보다 높게 두면 피가 조금이라도 빨리 순환해 붓기가 가라앉습니다.

대부분의 일상생활, 즉 앉기, 서기, 걷기 등을 할 때는 무릎이 심장보다 아래에 있게 됩니다. 그래서 다쳤다면 좀 쉬는 게 좋은 것입니다.

무릎을 다쳤다면 얼음 찜질을 하고 압박 붕대를 감아서, 목발을 쓰든 보호대를 착용해 가능하면 걷거나 운동을 자제하면 됩니다. 그러면 회복하기 시작할 것입니다. 그리고 병원에 가셔서 정확한 진단을 받기 바랍니다.

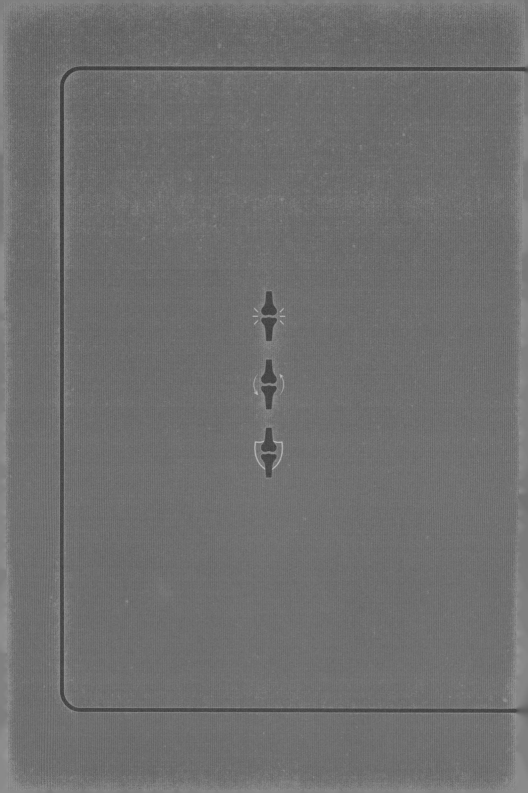

아픈 무릎
어떻게 해야 할까요?

당장 필요한 것은
'치료' 아닌 '치유'

최근까지 정형외과나 통증의학과에서 하는 것은 주로 '치료'였습니다. 여기서 먼저 치료(treatment)와 치유(healing)의 차이를 한 번 살펴볼까요? 메리엄웹스터(Merriam-Webster) 사전에서 각각 정의를 찾아봤습니다.

treat 치료

: to care for or deal with medically or surgically

　내과적 혹은 외과적(약이나 수술) 방법으로 보살피거나 다루는 것

heal 치유

1 a : to make free from injury or disease : to make sound or
       whole
       손상이나 질병으로부터 자유로워지는(없애는) 것 : 건강하거나 온
       전하게 만드는 것
  b : to make well again : to restore to health
       다시 좋게 만드는 것 : 건강하게 회복시키는 것
2 : to restore to original purity or integrity
     원래대로 순수하거나 온전하게 회복시키는 것

치료와 치유의 차이점은 크게 두 가지입니다. 첫 번째, '치료'는 반드시 정상으로 만든다는 개념이 포함되지 않습니다. 치료의 결과는 정상일 수도 아닐 수도, 있습니다. 두 번째, '치료'는 약(medically)이나 수술(surgically)이 주된 수단입니다. 반대로 이야기하면 약, 수술을 이용하지 않는 방식은 치료가 아니라는 것입니다. 치료는 망가지고 나서 약이나 수술로 개입하는 것입니다.

하지만 '치유'는 정상으로 돌아오는 것을 목표로 합니다. 따라서 질병이나 손상되었을 때 개입하기도 하지만 대부분은 그 이전부터 개입합니다.

무엇을 목표로 하느냐에 따라 '치료'냐 '치유'냐가 결정되는 것입니다. 저는 정통 의학에서 치료 위주로 배운 사람입니다. 하지만 치료는 완전히 정상으로 되돌아가지 못하거나 재발하는 경우가 많다 보니 결국 치유를 목표로 해야겠다는 결론에 이르게 되었습니다. 치료와 치유는 겹치는 부분도 있지만 가장 큰 차이는 '언제 개입할 것이냐'입니다.

무릎 통증
자가 진단하기

    무릎에 문제가 생기면 바로 그 부위에 통증이 시작됩니다. 따라서 병원에 가기 전에 통증 부위를 되도록 정확히 알아두면 의사가 진단하기 쉬워집니다. 이와는 달리 두통이나 복통은 아픈 위치를 정확히 알아도 병명이나 진단을 내리기 어렵습니다. 내부에 장기가 많고 통증을 유발하는 요인들도 다양하기 때문에 문진과 다른 검사가 필요합니다.

    통증 위치와 함께 또 하나 중요한 것은 다쳐서(외상으로) 생긴 통증인지 여부입니다. 외상이 있는 경우와 없는 경우는 진단명이 완전히 달라집니다. 높은 데서 떨어지거나 교통사고, 운동 중에 부상을 입은 경우에는 무릎을 이루는 큰 뼈(넙다리뼈, 정강뼈, 슬개골) 3개가 부러지거나 그 사이의 인대, 힘줄이 파열됩니다. 인대, 힘줄이 파열되면 '뚝'하는 소리가 나고 고무줄이 끊어지는 것 같은 느낌이 들기도 합니다. 당장 발을 딛기가 어려울 정도로 다친 부위가 심하게 붓습니다. 십자인대와 같은 관절 안의 구조물이 파열되거나 관절 안쪽까지 골절된 경우에는 관절이 부어 무릎도 전체적으로 부어올라 움직이기가 어렵습니다.

외상 후에 이런 증상이 있다면 압박 붕대로 부은 부위를 감아 보호한 다음, 억지로 딛지 말고 목발을 쓰거나 부축을 받아 바로 인근 정

병원 가기 전 체크해야 할 통증 리스트

○ 무릎의 어느 부위가 특히 더 아픈가? (손가락 끝으로 짚어보기)

○ 언제부터 아팠는가?

○ 통증의 느낌은 어떤가?

○ 과거 치료한 적이 있는 부위인가?

○ 가족 중에 똑같이 아픈 사람(유전력)이 있는가?

○ 어느 정도 아픈지를 1부터 10(참을 수 없는 극심한 통증) 사이에서 선택하면?

○ 운동을 하고 있는가? 어떤 운동을 하고 있는가?

○ 어떤 자세, 상황에서 통증이 더 심해지는가?

○ 평상시 많이 취하는 자세는?

○ 최근 새로 시작한 운동, 작업, 자세 등이 있는가?

형외과로 가서 엑스레이부터 찍어 보는 게 좋습니다. 인대 손상은 엑스레이에 보이지 않기 때문에 MRI 같은 정밀 검사가 필요합니다.

외상을 빠르고 정확하게 처치해야 하는 이유는 제대로 치료하지 않으면 퇴행성 관절염이 발생하는 등 후유증이 크기 때문입니다. 외상을 입어 불안정해진 관절을 방치하면 무릎 연골이 급격하게 닳기 시작합니다.

결국 무릎 통증을 진단하는데 중요한 것은 ①**외상 여부**, ②**손가락으로 짚을 수 있을 정도의 정확한 위치**, 이렇게 두 가지입니다.

병원에는
언제 가야 할까?

[그림 2.1]의 색상표를 봅시다. 9번이 완전한 흰색, 1번이 완전한 검은색입니다. 흰색과 검은색 딱 두 가지만 있지 않고, 그 사이에 아주 다양한 스펙트럼의 회색 지대가 있습니다. 무슨 말을 하려는지 눈치채셨나요?

맞습니다. 9번 흰색이 정상, 1번 검은색이 관절염이라고 해봅시다. 대부분 의사와 많은 환자분들은 1번이 되어서야 비로소 관심을 가지고 치료하려고 합니다. 실제로 9번부터 2~3번 정도까지는 엑스레이 상에는 정상으로 나타납니다. 그러면 기존의 치료 관점에서 보면 문제가 없으니 치료도 없습니다. 부끄럽지만 저도 "엑스레이 상으로 멀

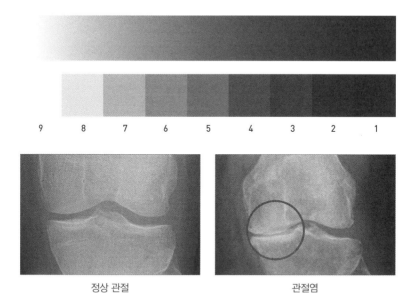

정상 관절   관절염

찡하니 해줄 게 없다"고 말하기도 했습니다. 하지만 이것은 '아무 문제가 없다'가 아니라 '아직 엑스레이에 나올 정도까지의 문제는 아니다'로 바꾸어야 합니다.

위 엑스레이를 보면 좌측은 정상 소견입니다. 흰색 부분이 뼈입니다. 아래위 뼈 모두 경계선이 모난 곳 없이 둥글고 깔끔하게 연결되어 있고, 위쪽 뼈와 아래쪽 뼈 사이의 검은 공간, 즉 연골판도 좌우 간격이 비슷하게 유지됐습니다. 하지만 우측 사진은 심한 관절염이 있습니다. 특히 원으로 표시한 왼쪽 중간 관절 부분을 보면 뼈가 전반적으로 울퉁불퉁하고 하얘졌으며 뼈 사이의 공간도 매우 좁습니다. 즉 관절연골, 연골판이 모두 망가진 관절염을 보여주는 엑스레이입니다.

관절연골이 망가지면 그 충격은 고스란히 연골 아래의 뼈로 전달되고, 스트레스를 받은 뼈는 더 딱딱해집니다. 그게 엑스레이에서 더 하얗게 나타납니다. 뼈는 압력을 받아 딱딱해지다가 스트레스를 더 견디기 위해 좀 더 자라 관절면을 넓힙니다. 이렇게 웃자란 뼈들이 주변 연부 조직을 자극하면 가만히 있어도 통증이 생기는 것이죠. 문제는 이게 오래도록 진행되고 증상도 있지만, 통증이 심각해질 때까지 엑스레이에는 안 나타난다는 점입니다. MRI로 판독하면 조금 더 일찍 발견할 수 있겠지만 그래봐야 흑백 스펙트럼 기준으로 2~3번 정도입니다. 그래서 많은 의사들이 이야기하는 "MRI에 아무 이상이 없습니다"라는 말도 잘 해석해야 합니다.

최근 들어 MRI를 많이 활용해 1~9번 중에서 2~3번까지도 보게 되었지만 여전히 회색 지대를 잘 찾아내지 못하고 있습니다. 그렇다면 치료 계획 또한 '엑스레이(또는 MRI)에서 아직 변화가 없는 지금이 정상으로 되돌릴 수 있는 마지막 기회입니다'로 바뀌어야 합니다. 아직까지 많은 병원에서는 엑스레이(또는 MRI)에서 확연히 염증이나 손상을 보고 나서야 적극적으로 치료를 진행합니다. 하지만 1번에 가까워질수록 9번으로 되돌아가기는 어렵습니다. 반면 7, 8번은 조금만 노력

하면 다시 9번에 가깝게 만들 수 있습니다.

뻔히 악화될 것이 보이는데 아직은 정상이니 병으로 발전하면 오라는 것이 맞는 이야기일까요? 진행 단계 중 어디쯤인지 파악하고 그에 맞게 정상으로 되돌리려는 노력을 하는 것이 맞지 않을까요? 10여 년간 통증 클리닉에서 수많은 회색 지대의 환자분들을 보면서 느낀 결론입니다.

그러면 언제 되돌려야 할까요? 이 이야기를 하려고 이렇게 길게 설명했습니다. 조금이라도 아프면, 즉 정상 상태인 9번에서 조금이라도 벗어났다는 생각이 들면 빨리 조치를 취하십시오. 찜질도 좋고 휴식도 좋습니다. 물론 전문적인 치료를 받으면 더더욱 좋습니다. 이 단계에서는 아주 기본적인 치료만 해도 확 좋아집니다. 약이 싫다면 천연 염증 완화제를 이용하셔도 됩니다. 이제 동네 정형외과는 크게 탈이 났을 때가 아니라 조금 아플 때부터 가야 하는 곳이 되어야 한다고 봅니다. 아주 오래된, 하지만 여전히 유효한 속담을 함께 소개합니다.

Prevention is better than cure.
예방이 완치보다 낫다.

어떤 병원이
내 무릎을 지켜줄까?

확실히 예전보다 정형외과 전문 병원이 많이 생겼습니다. 그런데 우후죽순으로 생기다 보니 비싼 비급여 시술이나 수술을 권하는 병원도 많아졌습니다. 과연 어떤 병원이 내 무릎을 지켜줄까요?

만약 어느 부위든 통증이 처음 생겼다면 동네 개인 병원부터 가 보십시오. 인터넷에 워낙 의료 정보가 많다 보니 동네 정형외과는 성에 안 찰 수도 있습니다. 하지만 동네 정형외과에도 엑스레이라는 강력한 스크리닝 도구가 있어서 심각한 문제를 감별할 수 있습니다. 그리고 매일 수십 명씩 환자를 보는 의사의 경험도 무시할 수 없습니다.

또, 최근에는 많은 동네 정형외과에서 진단용 초음파기기를 갖추고 있습니다. 물론 대학병원만큼 최신형 기계는 아닐 수 있으나 일단 초음파로 보는 것만으로도 많은 정보를 알 수 있습니다. 상황에 따라 다르지만 물리 치료나 약물 치료를 하며 경과를 볼 수도 있고 연골 주사나 프롤로 주사, 충격파 치료 같은 가벼운 시술을 받아 볼 수도 있습니다. 외상, 종양이 아닌 이상 급하게 수술해야 하는 경우는 별로 없습니다. 초음파가 구비된 동네 정형외과를 방문해서 초기부터 적극적인 보존적 치료를 받아 보기를 권유합니다.

개인 병원

병원이 한 자리에서 5년 이상 운영 중이고, 의사는 전공 분야에 10년 이상 진료 경험을 갖춘 분이며, 진료실엔 최신 전공 서적 혹은 학회지까지 꽂혀 있다면 금상첨화입니다. 하지만 개인 병원이라도 의사가 너무 자주 바뀐다던가, 환자가 너무 많아 진료를 무성의하게 하는 경우, 상담하는 의사와 시술하는 의사가 다른 경우, 유명한 의사가 고용한 페이 닥터가 자주 바뀌는 경우는 주의해야 합니다.

종합병원

개인 병원에서 차도가 전혀 없거나 MRI 등 정밀 검사를 권하면 대형 전문 병원이나 종합병원에 가야 합니다. 종합병원은 그 분야 최고의 의사를 만날 수 있다는 장점은 있지만 예약하고 진료일까지 오래 기다려야 하고, 기본적으로 진료→검사→진료를 받는 시스템이라 세 번이나 방문해야 하는 번거로움이 있습니다. 환자가 많아 진료 시간도 1~2분 이내라는 문제점이 있습니다. 논문에만 몰두하고 진료에는 관심이 없는 교수님도 일부 있고, 본인의 주 전공 분야(이를 테면 특정 수술) 외에 다른 치료에 매우 부정적이거나 아예 관심이 없는 교수님도 있습니다. 하지만 큰 수술을 결정하기 전에는 꼭 한 번 들러볼 만합니다.

전문 병원

사정이 이렇다 보니 최근에는 전문 병원에도 많이 방문하는 추세입니다. 관절이나 척추 전문 병원을 표방하는 병원은 절차가 빠른 것이 가장 큰 장점입니다. 당일에 MRI 진단부터 수술 결정까지 모두 끝낼 수 있습니다. 그리고 특정 질환만 반복적으로 보다 보니 복잡하지 않은 수술은 대학 병원 못지않은 실력을 자랑하기도 합니다. 또한 입증된 치료법 위주만 조심스럽게 시행하는 대학 병원과 달리 환자의 증상 경감을 위해 좀 더 전향적으로 치료하는 장점도 있습니다. 공격적인 척추 수술로 유명했던 모 병원은 초창기엔 많은 대학 병원 교수들의 공격을 받았지만 나름 성공적인 내시경 수술의 표준을 제시했으며 해외 진출까지 했습니다. 다만 대형 병원의 엄청난 운영비를 감당하려 상업적으로 흘러가는 것은 어느 정도 감내해야 할 부분이기도 합니다. 또 의사가 자주 바뀌고 의사마다 실력이 다르다는 문제가 있습니다. 반드시 대표 원장이 아니더라도 해당 병원에 몇 년 동안 진료를 하고 있는 의사라면 믿고 맡겨볼 만합니다.

급성 통증과
만성 통증

병원에 가면 의사가 언제부터 아팠는지 물어봅니다. 환자를 검진할 때, 언제부터 생긴 통증인지는 중요한 요소 중 하나입니다. 이에 따라 치료 방법과 관리 방법이 달라집니다.

급성 통증

생긴 지 얼마 안 된 급성 통증(보통 4주 이내)은 급성 염증이 수반되어 생기는데, 이는 경고 신호로서의 의미가 강합니다. 통증을 주어 조직이 더 손상되는 동작을 막고 그러면서 회복을 시작하는 것이 급성 통증입니다. 그리고 경고 신호로서의 역할이 끝나면 통증은 사라집니다. 따라서 오래되지 않은 통증은 원인을 찾는데 집중하고, 찾았다면 불을 꺼야(소염) 합니다.

무릎은 다행히 어느 부위가 원인인지 찾기가 어렵지 않습니다. 대개는 아픈 그 부위가 고장 난 것입니다. 처음에 증상이 발생했다면 그 부위에 부하가 걸리지 않게, 즉 통증이 안 생기게 최대한 조심하면 급성 통증도 저절로 사라지고 손상된 조직도 아물 것입니다.

급성 염증은 조직 손상에 따른 회복을 위해 일어나는 반응으로, 전형적으로 붉어지고 붓고 아프고 뜨끈뜨끈해지는 4가지 증상(열, 붉어짐, 붓기, 통증)을 보입니다.

하지만 바로 이런 점 때문에 방치하기도 쉽습니다. 조금 아프다가 괜찮아지니까 무심히 넘기고 동작이나 운동을 계속하게 됩니다. 이렇게 통증이 완전히 없어지기 전에 또 움직여 손상되거나, 통증은 사라졌지만 완벽하게 아물기(정상화되기) 전에 같은 부위가 반복해서 손상되면 양상이 달라질 수 있습니다. 바로 '만성 통증'으로 넘어가게 되는 것입니다.

만성 통증

급성 통증이 반복된 것도 만성 통증이라 부르지만(완전히 아물고 다시 급성 손상이 생기는 경우), 대부분은 조직 자체가 서서히 변성되면서 꾸준히 아픈 경우를 만성 통증이라고 합니다. 조직을 현미경으로 봤을 때도 급성 통증과 완전히 다른 양상을 띱니다. 급성 염증 때 보이던 염증 세포가 거의 없고 퇴행성 변화가 가득합니다. 따라서 만성 통증을 일으키는 원인도 찾아야 하지만 우선 통증 자체를 치료해야 하고, 항염보다는 재생 치료가 더 중요합니다. 이런 점 때문에 만성 통증을 일으키는 경우 '염증(tendinitis)'이라고 하지 않고 '병증(tendinopathy)'이라고 지칭합니다.

건물로 비유하면 급성 염증은 불난 건물이고, 만성 염증은 재건축해야 하는 건물이라 할 수 있습니다. 전자는 불을 끄는 게(소염) 중요하지만 후자는 갈라진 부분을 보강(재생)하는 게 더 중요합니다. 그래서 병원에 가기 전에 통증이 언제부터 생겼는지, 같은 부위에 여러 번 반복된 통증인지 등을 알아두어야 합니다. 또한 급성 통증을 제대로 관리하지 못하면 만성 통증으로 진행되므로, 가능하면 급성일 때 빨리 치료하는 것이 중요합니다.

수술적 치료와
보존적 치료

요즘은 조금만 큰 병원을 가도 MRI로 정밀 검사를 합니다. 아무 이상이 없으면 좋지만, 일단 조금이라도 이상이 있다면 어떤 치료를 해야 할지 갈림길에 서게 됩니다. 큰 방향은 수술을 할지, 혹은 보존적 치료를 할지일 것입니다.

수술적 치료

대수롭지 않게 생각했는데 수술해야 한다면 매우 놀랄 수밖에 없겠죠. 보통 무릎의 수술 치료는 단기라도 입원하고 마취해 수술장에서 하는 치료를 말합니다. 심한 관절염을 치료하는 인공 관절 치환술이나 근위 경골 절골술(휜 다리 교정 수술), 골절로 인한 내고정술 같은 경우는 피부를 좀 길게 절개합니다. 그렇지 않은 경우는 대부분 관절 내시경을 통해 수술하는데, 초소형 카메라와 관처럼 생긴 작은 수술 도구를 삽입할 만큼만 작게 절개합니다. 대개 보존적 치료를 먼저 하고 나아지지 않으면 수술적 치료를 합니다.

보존적 치료

그러면 보존적 치료란 무엇일까요? 동네 정형외과에서 일반적으로 시행하는 약물 치료, 물리 치료, 보조기, 운동, 생활 습관 변경 등이 해당됩니다. 초기에 처방하는 중요한 방법입니다. 하지만 진료 시간이 짧아 운동이나 생활 습관 변경은 가볍게 치부되고, 환자도 물리 치료를 꾸준히 받기 어려운 경우가 많습니다. 그러다 보니 보존적 치료는 수술 전 단계로 여러 가지 시술을 많이 하는 편입니다.

진단에 따라 다르지만 외래에서 많이 쓰는 보존적 치료는 우선 주사 요법이 있습니다. 무릎 관절 윤활 및 보호를 하는 히알루론산 주사(속칭 연골 주사), 고농도 포도당 약제로 손상 부위의 통증 완화와 새 조직을 재생하는 프롤로 주사, 환자의 혈액을 뽑아 원심 분리기로 혈소판을 분리해 관절이나 손상 부위에 주사하는 PRP 주사, 성체줄기세포(자가 줄기세포) 주사 등이 있습니다. 이중에서 PRP는 본인의 피를 뽑아야 하고, 자가줄기세포는 본인의 엉덩이나 복부에서 지방을 떼어야 하기 때문에 다른 시술보다 시간이 좀 더 걸립니다. 이 외에도 무릎 주변 조직 손상 혹은 석회화 부위에 시행하는 충격파 치료가 흔히 쓰입니다.

관절 내시경을 통해 줄기세포 시술을 하거나 연골을 다듬는 방법도 있는데, 예전에는 수술이었지만 지금은 복잡하지 않고 회복 기간도 짧아 시술로도 볼 수 있습니다. 치료에 관한 자세한 내용은 파트 4 (p.122)에서 더 자세하게 이야기하겠습니다.

수술을
꼭 해야 할까?

대부분 작은 통증 때문에 정형외과를 찾을 때는 가벼운 마음으로 옵니다. 하지만 예상과 달리 관절염 진단을 받거나 수술 이야기를 들으면 덜컥 겁도 나고 거부감이 듭니다. 특히 지금처럼 정보가 넘쳐나는 시대에는 내 증상과 수술에 대해 검색을 해보게 됩니다. 그 과정에서 또 다른 의문과 걱정이 반복되죠. 이럴 때는 몇 가지 질문을 곰곰이 생각해보면 결정에 도움이 될 수 있습니다.

Q1. 이 수술에서 얻을 수 있는 것은 무엇일까?

정형외과 영역에서 암이 아닌 이상 수술을 안 받는다고 생명에 지장이 있는 경우는 없습니다. 수술을 통해 통증을 완화하고 좋아하는 활동과 운동을 즐기는 등 오히려 삶의 질과 더 관련이 있다고 볼 수 있습니다. 수술을 하느냐 마느냐는 이 수술로 인해 얻을 것(통증 제거, 관절염 진행 예방 등)과 잃을 것(금전 부담, 수술에 따르는 불편, 회복 시간, 후유증 가능성 등)을 생각해서 신중히 결정합니다.

Q2. 수술 후에 후유증이 없을까?

어떤 시술과 수술도 후유증이 전혀 없는 경우는 없습니다. 때로는 수술 후에 더 아픈 경우도 있고 진단이 잘못된 경우 수술은 성공적이지만 증상은 그대로인 경우도 있을 수 있습니다. 그렇기 때문에 가벼운 증상 완화만을 위해 수술하는 것은 주의 깊게 결정하는 것이 좋습니다.

Q3. 병원 순례를 더 해봐야 할까?

처음 방문한 병원에서 얼떨결에 수술하기로 결정하고 집에 오면 분명히 이런 생각이 들 것입니다. 저는 나쁜 생각은 아니라고 생각합니다. 앞의 질문에서도 설명했지만, 후유증이 있을 수 있기 때문에 이 수술로 얻을 이점이 나에게는 명확하게 느껴져야 좋습니다. 그것이 명확하지 않다면 다른 의사 선생님의 의견을 들어보는 것도 좋습니다.

정형외과 수술은 현재의 불편과 수술 후유증의 가능성 중 어느 쪽에 더 비중을 두느냐에 따라 의견이 갈릴 수밖에 없습니다. 현대 의학은 첨단 기술의 발달로 수술이나 시술이 대부분 안전합니다. 그럼에도 환자가 불안하다면 섣불리 결정하지 말고 대학병원의 의견을 들어보는 것도 좋은 생각입니다.

하지만 앞서 이야기했듯 대학병원은 수술 적응증(어떠한 수술에 의하여 치료 효과가 기대되는 병이나 증상)에 지나치게 엄격한 잣대를 들이대는 경우가 많고, 환자의 불편은 수술 여부를 정하는 데 크게 고려하지 않을 수 있습니다. 또한 전문 병원은 상업적이거나 의사의 수준이 일정하지 않을 수 있다는 점을 고려해야 합니다.

의사는 '꽤 아팠을 텐데 어떻게 참았습니까?'라는 식으로 말하지만, 정작 환자는 통증이 심하지 않을 수 있습니다. MRI상 문제가 보이는데 그 부위에 통증이 없는 경우도 많고, 통증의 정도 또한 손상의 정도와 정비례하지 않습니다. 그러므로 정형외과 외래 진료에서 수술하라는 이야기를 들었다고 해서 너무 패닉 상태에 빠지지 말기를 바랍니다. 차분히 증상과 수술로 인한 불편함, 후유증의 정도를 비교해 보고, 이 수술이 과연 해볼 만한 일인지를 잘 생각해 본다면 대부분 합리적인 결정을 내릴 수 있을 것입니다.

흔하게 걸리는
무릎 질환 총정리

● 그림 2.2 **부위별 무릎 질환**

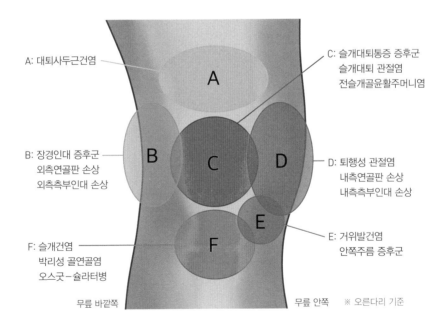

A: 대퇴사두근건염

C: 슬개대퇴통증 증후군
   슬개대퇴 관절염
   전슬개골윤활주머니염

B: 장경인대 증후군
   외측연골판 손상
   외측측부인대 손상

D: 퇴행성 관절염
   내측연골판 손상
   내측측부인대 손상

E: 거위발건염
   안쪽주름 증후군

F: 슬개건염
   박리성 골연골염
   오스굿-슐라터병

무릎 바깥쪽   무릎 안쪽   ※ 오른다리 기준

힘줄염 Tendinitis

외상을 제외한 문제의 원인은 대부분 무릎에 무리한 힘을 계속해서 주었기 때문일 것입니다. 그러면 무릎의 많은 구조물 중 어디에 문제가 생길까요? 뼈는 기둥 역할을 하고 움직일 때는 근육이 수축합니다. 하지만 문제가 생기는 부위는 대부분 뼈와 근육이 아니라 이 둘을 연결하는 힘줄 부분입니다. 힘줄은 말 그대로 힘을 효과적으로 받아내기 위해 줄처럼 생긴 조직입니다. 그런데 힘줄이 기능을 회복할 시간도 없이 많은 압력이나 힘을 받으면 미세하게 찢어지고, 그 부위가 붓고 아프죠. 주로 뼈에 가까운 부분에 문제가 생기는데, 그 이유는 혈액순환이 잘 안 돼서입니다. 그래서 외상이 아닌데 뼈가 아프다고 느껴지면, 뼈에 붙은 힘줄염(건염)일 가능성이 훨씬 더 많습니다. 힘줄에 염증이 생기면 그 부위는 힘을 받기가 어려워집니다. 자연히 이전보다 운동 수행력이 떨어지고 운동을 하면 기록이 떨어지는 것입니다. 보통 힘줄염 때문에 병원을 찾는 경우는 그 부위 손상이 반복되어 만성화되었을 때인데 이때는 주로 염증보다는 퇴행성 변화가 생겼을 때입니다. 그래서 최근에는 힘줄 염증이라는 뜻의 힘줄염보다는 힘줄병증(Tendinopathy)이라는 말을 더 많이 쓰는 추세입니다.

힘줄을 둘러싸고 있는 껍데기(건초, sheath)가 아픈 경우는 따로 힘줄윤활막염(건초염, Tenosynovitis)이라고 부릅니다. 힘줄윤활막염은 뼈보다는 힘줄 중간이 아프고 주로 손 부위에 많이 생기므로 무릎 편에서는 무시하셔도 좋습니다. 물론 염증이 오래 전에 발생했다면 그동안 염증이 줄어들어 통증이나 붓기가 사라지기 때문에 진단하기가 애매할 수 있습니다. 따라서 정확히 진단하려면 초기부터 여기저기 눌러봐서 아픈 부위가 어디인지, 어떻게 변하는지를 파악해두면 좋습니다.

힘줄염을 방치하는 등 증상이 심해지면 파열(rupture)될 수도 있습니다. 하지만 힘줄 파열은 뼈 주사를 반복적으로 맞는 경우 외에는 거의 대부분 외상 때문에 발생합니다. 이때 말하는 외상은 크게 다치는 것 외에도 가벼운 수준의 충격, 즉 갑자기 점프하거나 무거운 물건을 들다가도 생길 수 있습니다. 특히 평소 운동을 안 하다가 갑자기 활동하는 경우(특히 고령층), 당뇨병 환자, 류머티즘 관절염 같은 전신 염증 질환 환자, 무릎 수술 병력이 있는 경우 등에서 잘 생길 수 있습니다. 특별히 외상을 입지 않았는데 힘줄염이 오래간다면 초음파 검사를 해보는 것을 추천합니다.

여기서는 대표적인 무릎 부위 힘줄염인 '대퇴사두근건염', '슬개건염', '장경인대 증후군', '거위발 건염'에 대해 알아보겠습니다.

① 대퇴사두근건염 & 슬개건염

무릎 앞쪽에 가장 흔히 생기는 힘줄 문제는 대퇴사두근건염, 슬개건염입니다. 슬개골을 기준으로 위쪽이 아프면 대퇴사두근건염, 아래쪽이면 슬개건염입니다. 청소년기에는 힘줄이 아니라 힘줄이 붙은 미

성숙한 뼈 부위가 튀어나오면서 무릎 앞과 아래가 아픈 경우가 있습니다. 이것은 오스굿-슐라터병(정강뼈 거친면 뼈연골증)이라고 합니다.

② 장경인대 증후군

무릎 바깥쪽 통증을 호소하는 힘줄염은 장경인대 증후군입니다. 장경인대는 골반의 엉덩뼈(장골)와 무릎의 정강뼈(경골) 바깥쪽, 즉 뼈와 뼈를 연결하는 인대로, 실질적인 역할은 힘줄과 흡사합니다.

이 인대는 특이하게도 넙다리뼈의 바깥쪽 둥근 부분(관절 융기)을 가로질러 지나갑니다. 그러다 보니 무릎을 굽혔다 펼 때 넙다리뼈와의

● 그림 2.3 **대퇴사두근건염, 슬개건염, 장경인대 증후군 발병 부위**

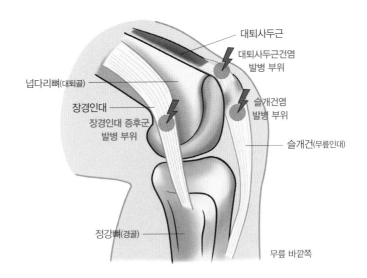

마찰이 많아질 수 있습니다. 특히 휴식 없이 과도하게 운동해 허벅지 근육이 지나치게 긴장되었거나 오다리, 짝다리 등 나쁜 습관 때문에 근육이 짧아져 있으면 더더욱 염증이 생기기 쉽습니다. 마찰이 반복돼 염증이 생기면 통증이 오는데, 특히 30도 정도 구부릴 때 마찰이 심해지기 때문에 통증도 심해집니다. 따라서 러닝을 많이 하다가 이런 증상을 호소한다면 장경인대 증후군을 의심해 볼 수 있습니다.

③ 거위발건염

무릎 안쪽에는 거위발건염이 생길 수 있습니다. 거위발건은 무릎

● 그림 2.4 **거위발건염 발병 부위**

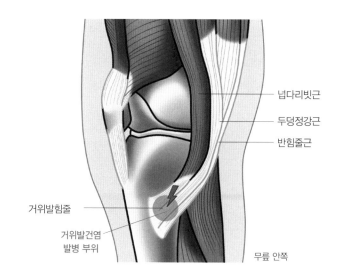

안쪽에 흡사 발가락이 3개인 거위발처럼 3개의 힘줄이 합쳐진 부분을 말합니다. 이 부분은 장경인대의 무릎 안쪽 버전이라고 생각하면 되겠습니다. 다만 힘줄이 좀 더 아래에 붙어 있습니다. 그래서 아래쪽 뼈(정강뼈)가 튀어나온 부위가 아픕니다. 이 부위는 힘줄 자체보다 힘줄 깊은 곳의 윤활주머니에 염증이 생기는 일도 흔합니다.

윤활주머니염 Bursitis

힘줄염에서 잠깐 마찰에 관한 이야기를 했습니다. 우리 몸에서 마찰이 많은 부분은 하루에도 수천 번씩 움직이는 힘줄 부위와 끊임없이 다른 부분과 닿아야 하는 뼈가 튀어나온 부위입니다. 이를 윤활해 주는 장치가 없다면 아마 금방 염증이 생길 것입니다. 그 역할을 하는 것이 바로 윤활주머니(점액낭, bursa)입니다.

윤활주머니는 [그림 2.5]처럼 슬개골 앞쪽, 슬개건 앞뒤, 대퇴사두근 아래쪽, 거위발건 아래쪽 등 무릎 곳곳에 있습니다. 평상시에는 그림과 달리 아주 납작하게 쪼그라들어 있지만 타박 등으로 직접 손상을 입거나 마찰이 심해져 조금씩 자주 손상되면 윤활주머니 자체에 염증이 생기면서 부어오르고 아픕니다. 예를 들어 방바닥에 쪼그리고 앉아 걸레질을 할 때 슬개골이 많이 마찰하면 슬개골 앞쪽의 윤활주머니가 부어오릅니다. 그러면 전(앞쪽)-슬개골-윤활주머니-염(Pre-patellar Bursitis)이 생기는 것입니다. 진단명이 어려웠는데 이렇게 풀어

● 그림 2.5 **점액낭염 발병 부위**

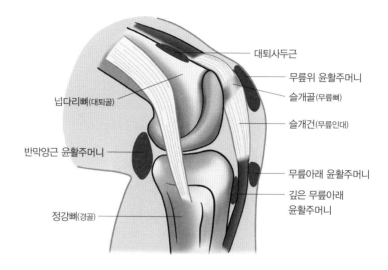

대퇴사두근
무릎위 윤활주머니
슬개골(무릎뼈)
슬개건(무릎인대)
넙다리뼈(대퇴골)
반막양근 윤활주머니
무릎아래 윤활주머니
깊은 무릎아래
윤활주머니
정강뼈(경골)

서 보면 그다지 어렵지 않죠?

이것 외에 나머지 윤활주머니염은 무릎 힘줄 문제와 관련되어 있습니다. 그러다 보니 아픈 부위도 거의 똑같고 심하게 붓지 않는 이상 힘줄염과 구분하기는 어렵습니다. 그래서 최근에는 초음파 검사를 통해 진단하고 있습니다. 며칠 운동을 쉬었는데도 계속 아프면 자연히 회복하기를 기다리기보다는 정확한 진단이 필요합니다. 윤활주머니나 힘줄 염증이 심하면 해당 부위의 염증을 가라앉히는 쪽으로, 염증이 오래돼 힘줄이 망가져 있으면 힘줄을 되살리는 쪽으로 치료해야 합니다. 주사를 맞을 때도 의사가 진단 초음파를 보면서 정확한 부위에 놓는 것이 효과는 높이고 약물 사용은 최소화할 수 있습니다.

근막통증 증후군 Myofascial Pain Syndrom
& 근육 염좌 Muscle Strain

무릎 관절을 벗어나서 허벅지나 종아리가 아프다면 근육 문제를 의심해볼 수 있습니다. 근육 긴장이 오래 지속되어 근육의 특정 부분이 뭉치며 통증을 일으키는 것을 근막통증 증후군이라고 합니다. 주로 잘못된 자세와 스트레스 등으로 많이 발생합니다.

근육 염좌는 미세하게 파열이 생기는 것으로, 해당 근육을 움직이지 않게 하여 보호하게 되므로 뻣뻣해집니다. 이를 무시하고 억지로 움직이면 결국 광범위하게 손상되니 운동을 쉬어야 합니다. 가벼운 운동이나 반복적인 손상으로 근육 파열까지 생기는 경우는 별로 없습니다. 그보다는 몸을 제대로 풀지 않고 러닝, 축구, 테니스 등 격렬한 운동, 고중량의 스쾃 등을 하다가 손상됩니다. 때로는 '뚝' 소리가 들릴 정도로 심하게 손상되는데 초음파로 보면 근육이 파열돼 피가 고여 있기도 합니다.

보통은 뒤쪽 근육 손상이 더 흔한데, 특히 허벅지 뒤편 손상을 통칭 '햄스트링 손상'이라고 하고 종아리 뒤편 파열을 '테니스 레그(Tennis leg)'라고 합니다. 운동선수나 동호회 활동 등 운동량이 많을 때 잘 일어나므로 꼭 정형외과에 내원해서 제대로 치료하기를 권합니다. 근육은 힘줄과 달리 혈액순환이 잘 돼서 잘 낫기는 하지만 통증이 없어졌다고 바로 운동하거나 움직이면 재손상되기 쉽습니다. 여러 번 손상된 근육에는 흉조직이 많아져 결국 운동 수행력이 떨어지게 됩니다. 특히 운동선수 수준으로 운동을 한다면 테이핑이나 깁스와 같은 보호처치는 물론이고 염증 완화, 물리치료, 충격파 등의 전문적인 치료를 제때 꼭 받는 것이 좋습니다.

반월상연골판 파열 Meniscal Tear

무릎 관절에 가로로 양옆에 하나씩 놓인 반월상연골판은 무릎이 뒤틀리는 외상(twisting injury)으로 찢어지기도 합니다. 하지만 대부분 쪼그리고 앉았다 일어나는 등 생각지도 못한 가벼운 동작을 할 때나 아무 이유 없이 파열(퇴행성 파열)되기도 합니다.

이 부위는 외상을 입으면 관절이 서서히 부으면서 무릎이 뻣뻣해집니다. 증상이 심하지 않아 걸을 수 있다 보니 치료하지 않고 방치하기 십상입니다. 그렇게 평소처럼 운동하다가 수 주일쯤 지나 무릎이 계속 부어 있다거나 '뚝'하는 소리, 혹은 무릎의 잠김 증상(무릎을 굽혔다가 다시 펼 수가 없음) 때문에 병원에 찾게 됩니다.

퇴행성 파열은 정도는 약하지만 비슷한 증상이 더 오래 지속됩니다. 다친 적도 없는데 무릎이 반복적으로 붓는 경우 반월상연골판 파열을 의심해야 합니다. 반월상연골판은 가로로 놓여 있기 때문에 아래위 딱딱한 뼈 사이에 들어간 부분인 관절 라인을 따라 꾹꾹 눌러봅니다. 만약 특별히 아픈 부위가 있다면 반월상연골판 손상이 있는 것이니 가까운 정형외과에서 정확히 진단, 치료를 받길 바랍니다. 가장자리에 생긴 작은 파열은 저절로 나을 수 있지만 그렇지 않은 경우가 더 많습니다. 찢어진 부위가 관절연골이나 다른 부위에 손상을 줄 수 있어 수술이 필요한 경우도 종종 있기 때문입니다. 특히 잠김 증상이 심하다면 반드시 MRI 검사를 해보는 게 좋습니다.

슬개대퇴통증 증후군 Patellofemoral Pain Syndrom

무릎 통증은 대부분 손가락으로 여기저기 눌러보면 특별히 더 아픈 부위가 있습니다. 그런데 무릎 앞쪽, 즉 슬개골 부위가 전체적으로 아픈데 눌러 보아도 특별히 아픈 곳은 없고 안쪽에서 통증이 올라오는 것 같은 경우가 있습니다. 대퇴사두근건염이나 슬개건염도 무릎 앞쪽 통증이지만 슬개골의 위나 아래에 분명히 아픈 지점이 있는 것과는 대조적입니다.

이 통증은 말 그대로 슬개대퇴관절에서 생기는 통증입니다. Sunrise view 혹은 Merchant view(변형 Sunrise view)라는 특별한 자세로 엑스레이를 찍으면 이 관절을 잘 볼 수 있습니다. [그림 2.6]의 엑스레이에서 아래쪽이 넙다리뼈(대퇴골)이고 위쪽에 지평선에서 해가 뜨듯 보이

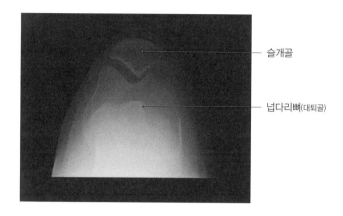

슬개골

넙다리뼈(대퇴골)

는 것이 슬개골입니다. 기찻길 위를 달리는 기차 바퀴처럼 무릎을 굽혔다 폈다 할 때 슬개골이 관절 위를 벗어나지 않고 매끄럽게 움직이는 것이 정상입니다. 하지만 무릎을 지나치게 구부리거나 꼬면 슬개골이 바깥으로 빠져나가는 압력을 받으면서 이 관절에 엄청난 압력이 가해집니다. 특히 문제가 되는 동작은 극장이나 작은 책상에 오래 앉아 있는 자세, 계단을 오르는 자세, 점프, 쪼그리고 앉는 동작입니다. 실제로 문제가 생기면 이런 동작을 할 때 무릎 앞쪽 통증이 악화됩니다.

　보통은 관절연골이 손상되기 때문에 연골연화증(Chondromalacia)이라고도 하지만, 이 용어는 관절 표면(관절연골)이 딱딱한 상태가 아니라 망가져서 부드러워졌다는 의미에서 연화나 균열을 뜻하는 병리학적인 용어일 뿐입니다. 연골연화증이 있다고 해서 반드시 통증이 생기지도 않고, 반대로 통증이 있어도 연골연화증은 없을 수 있습니다.

증상은 무릎 앞쪽 통증 외에 마찰음이 나거나 무릎을 굽혔다 펴면 걸리는 느낌이 들 수 있습니다. 무릎이 붓는 것은 흔하지 않습니다. 만약 붓는다면 반월상연골판 파열이나 퇴행성 관절염을 의심해봐야 합니다. 슬개대퇴통증도 결국 관절에서 생기는 통증이기 때문에 지속적이고 반복적으로 손상이 되면 결국 슬개대퇴관절의 퇴행성 관절염이 되므로 방치하지 말고 미리미리 관리해야 하겠습니다.

퇴행성 관절염 Degenerative Arthritis

관절은 뼈와 뼈를 연결하는 부분을 말합니다. 무릎 관절은 앞뒤에 있는 넙다리뼈-슬개골 사이의 관절과 아래위에 있는 넙다리뼈-정강뼈 사이의 관절 등 2개 관절로 구성되며, 넙다리뼈-정강뼈 관절은 다시 안쪽과 바깥쪽으로 나뉘어 총 3개 구획으로 구분됩니다. 염증이 이 중에서 하나 이상의 부위에 침범하여 아프고 붓고 뻣뻣해지면 관절염이라고 의심합니다.

관절염은 크게 세 가지 유형이 있는데 우리가 잘 아는 퇴행성 관절염이 있고, 류머티즘이나 자가면역성 관절염처럼 파괴성 관절염, 감염이나 상해로 인한 이차성 관절염이 있습니다. 이 중 파괴성, 이차성은 특수한 경우이므로 제외하고 퇴행성 관절염만 다루겠습니다.

● 그림 2.7 **관절염이 발병한 무릎 관절**

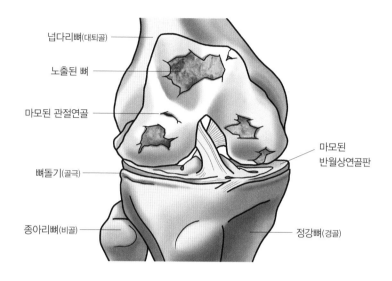

넙다리뼈(대퇴골)

노출된 뼈

마모된 관절연골

마모된
반월상연골판

뼈돌기(골극)

종아리뼈(비골)

정강뼈(경골)

* 관절염의 유형

퇴행성 – 골관절염

파괴성 – 자가면역성, 염증성, 류머티즘

이차성 – 상해성, 감염성

앞서 설명한 무릎 문제들은 제대로 치료하지 않으면 결국 퇴행성 관절염(이하 관절염으로 표기)이 됩니다. 즉, 무릎에 관한 거의 모든 문제의 종착지는 관절염입니다. 보통은 엑스레이를 찍어서 관절연골이 닳거나 뼈 모양이 변형됐는지로 진단합니다. 문제는 10~20년 이상 진행되기 때문에 아주 가벼운 상태부터 심한 상태까지 임상 양상이 다양하다는 점입니다. 심해지면 조금만 디뎌도 아프고 부으며, 무릎을 완전히 구부리거나 펴지 못하게 됩니다. 또 O다리 변형이 생기고 엑스레이에서도 심한 변형이 보여 쉽게 알아볼 수 있습니다. 하지만 최근에는 이렇게까지 방치하다가 병원에 오는 분들은 흔치 않습니다.

[그림 2.7]의 그림은 망가진 무릎 관절입니다. 관절연골은 전체적으로 망가져 여기저기 파여 있고 어떤 부분은 완전히 뼈가 드러나 있습니다. 반월상연골판 또한 망가지고 두께도 얇아졌습니다. 연골이 없다 보니 뼈는 과도한 자극을 받다 여기저기 웃자라 있어서(골극) 무릎도 커지고 통증도 생깁니다.

분명히 어느 날 갑자기 이렇게 되지는 않았을 겁니다. 미끄럼틀에서 내려오듯 순차적으로 진행되는 동안 현미경적 손상부터 눈에 보일 때까지, 또 푹 파일 때까지 되돌릴 수 있는 기회가 있었지만 놓쳤을 것입니다. 구조적인 변화가 눈에 띄지 않을수록 되돌리기는 쉽습니다. 하지만 증상이 가볍다고, MRI에 보이지 않는다고 방치하면 안 됩니다. 어딘가 아픈 곳이 있다면 분명히 이 과정은 진행되고 있기 때문입니다.

무릎 관절 노화를 막는 4단계 관리법

1단계 : 제거 Removal

가장 먼저 해야 할 일은 지금 무릎에 생긴 이상 증상을 일으키는 원인을 찾는 일입니다. 왜냐하면 원인을 찾아 고치지 않으면 어떤 치료도 일시적인 증상 완화에 불과하기 때문입니다. 그래서 '치료해도 그때 잠깐 괜찮고 또 아프다'는 소리가 나옵니다.

사실 초기 통증은 간단한 생활 습관 교정 및 자세를 고치는 것만으로도 해결될 수 있습니다. 환자들을 많이 만나다 보면, 무릎이 망가지는 동작은 거의 정해져 있다는 걸 알게 됩니다. 첫 번째 제거 단계에서는 무릎 건강을 위해 반드시 없애야 하는 모든 것들을 제대로 알고 피해야 합니다.

무릎이 아픈데도 통증을 줄이는 약을 먹어가면서 억지로 등산을 계속하고 운동하면 무릎이 튼튼해져 백 살까지 마음껏 돌아다닐 수 있을 거라는 믿음은 헛된 희망입니다. 이때 운동은 제거 대상일 뿐이지만, 인터넷에 넘쳐나는 잘못된 정보와 거대한 헬스 케어 산업은 '과도한 운동'을 하지 않으면 죄책감을 느끼도록 만들었습니다. 무조건적인 운동이 내 무릎을 구원해줄 거라는 믿음은 제거 단계를 고려하지 않으면 아무런 의미가 없습니다.

제거는 '치료'에서는 아주 일부분에 불과하지만 '치유'가 목적이라면 절반 이상을 차지하는 중요한 원칙입니다. 제거 단계의 행동 요령을 한마디로 표현하면 '아픈데 참아가며 운동하지는 말라. 혹은 무리하지 말라' 정도가 되겠습니다. 하지만 제거는 과도한 운동을 하지 말라는 의미이지 운동을 아예 하지 말라는 것이 아닙니다.

2단계 : 재건 Reconstruction

제거를 성공적으로 수행했다면 다음 단계는 재건입니다. 아무리 무릎에 안 좋은 동작들을 피한다 해도 이미 손상이 어느 정도 진행되었다면 무릎이 전혀 아프지 않을 수는 없습니다.

무릎에 증상이 나타난 후 염증기가 지나면 본격적으로 회복 과정이 시작됩니다. 이때 가능하면 원래의 조직으로 돌아갈 수 있도록 힘써야 재발이 줄어들게 됩니다. 염증이 너무 오래 계속되면 소염제 등으로 염증 자체를 제거해야 합니다. 만성 염증으로 인해 생긴 흉이 가득하다면 흉을 제거하고 새로운 조직이 대체할 수 있게 해야 합니다. 그 외에도 통증을 없애고 무릎의 재건을 도와주는 다양한 치료법과 수술법 등을 잘 알고 적재적소에 치료받는 것이 이 단계라고 할 수 있습니다. 재건은 '가능한 한 완벽하게 원래 상태로 돌아가도록 치료하라'라고 정리할 수 있겠습니다.

3단계 : 강화 Reinforcement

제거, 재건을 통해 좋은 몸을 만들었으면 더 좋은 몸, 쉽게 손상되지 않는 강한 몸을 만들기 위한 노력을 해야 할 때입니다. 같은 운동도 내 몸의 상태에 따라 제거 대상일 수도 있고 강화 대상일 수도 있습니다. 이것을 구분하지 않고 무조건 몸에 좋은 운동이 '무엇'인지만 집중하다 보니 "몸에 좋다는 운동을 했는데 왜 몸이 망가집니까?"라는 하소연이 나오게 되는 것입니다. 강화 단계의 핵심은 '좋은 몸 상태에서 백년 쓸 무릎을 운동으로 만든다'라고 정리하겠습니다.

몸은 나이가 들수록 회복 범위도 좁고 최소한의 자원만 보존하려는 경향이 있습니다. 그래서 운동을 하지 않으면 금방 근육이 줄어들고 근육량을 유지하기도 쉽지 않습니다. 따라서 적응하면서 서서히 운동량을 늘려야 합니다. 1층에서 100층까지 한 번에 갈 수는 없습니다.

그만큼 시간이 필요하고 영양도 충분히 공급해야 가능합니다.

남이 하니까, TV에서 하라고 하니까 무작정 따라 하다가, 통증이 생겨도 참고 계속 하고 결국 병원에 가기를 반복하다 포기하는 모습. 더 이상 그런 분이 안 계시길 바랍니다.

무릎 강화 운동 선정에 있어서 '무엇'을 해야 하는지에만 초점을 둬서는 좋은 무릎을 만들 수가 없습니다. 그저 "무릎 운동으로 뭐가 좋아요?"라고 묻는다면 대답하기가 난감합니다. 이 부분에 대한 답은 파트 5(p.152)에서 운동의 육하원칙(5W1H)이라는 내용으로 풀어보려고 합니다.

4단계 : 힐링 Healing

마지막으로 힐링(회복력)은 제거, 재건, 강화 모두를 아울러 건강한 무릎을 만드는 바탕이 되는 중요한 개념입니다. 힐링은 단계를 따지지 않고 언제, 어디서나 수시로 해야 효과적입니다. 그렇지만 일반적인 의사들은 매우 소홀히 다루는 부분이기도 합니다. 하지만 저는 무릎을 건강하게 하는 데 50% 이상을 차지하는 중요한 부분이라 생각합니다.

힐링에서 중요한 것은 조직이 잘 재생되도록 원료를 충분히 제공하는 것입니다. 벽돌이 부족한데 벽이 제대로 만들어질 수 없죠. 재건뿐 아니라 제거, 강화 단계에서도 수시로 손상되기 때문에 원료의 공급은 무척이나 중요합니다. 일단 손상되면 단백질과 좋은 지방의 섭취를 늘려야 합니다. 특히 콜라겐이 중요하며, 염증을 악화시키는 당지수가 높은 탄수화물은 특히 조심해야 합니다.

재료만 있다고 힐링이 되지는 않습니다. 원료가 있어도 제품을 만드는 기계가 잘 돌아가야 하니까요. 이를 위해서는 컨디션 관리가 매우 중요합니다. 현대인의 컨디션 관리는 스트레스 관리라고 해도 과언이 아닙니다. 완전히 번 아웃되면 거창한 휴가 한 번으로 회복되지 않습니다. 인간은 자연과 더불어 살 때는 자연에서 회복의 에너지를 얻었지만, 불과 200년도 되지 않은 과밀 도시 생활로 인해 그 기회를 빼앗겼습니다. 따라서 명상, 운동뿐 아니라 다양한 스트레스 관리를 통해 회복력을 항상 일정 수준 이상으로 유지하는 것이 매우 중요합니다.

제대로 된 무릎 관리를 하고 싶다면 이 4단계 관리법을 꼭 기억하기를 바랍니다. 그리고 앞으로 나올 각 단계 세부 사항은 각자의 상황에 맞게 유연하게 적용하면 됩니다.

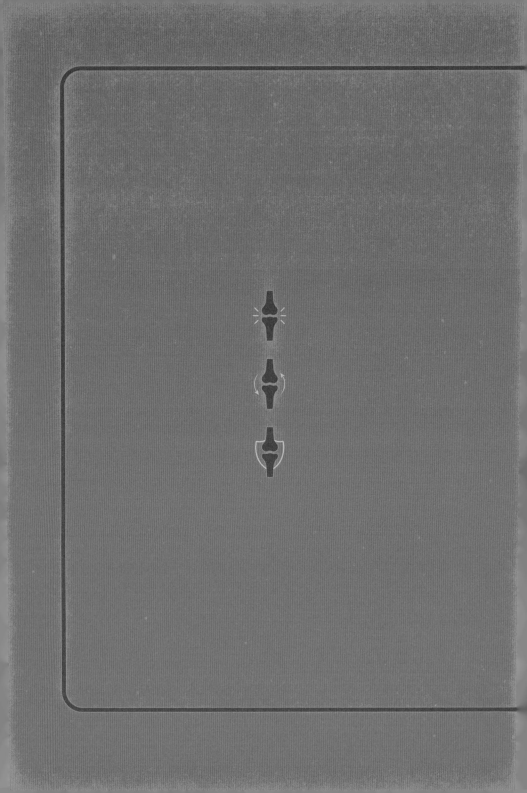

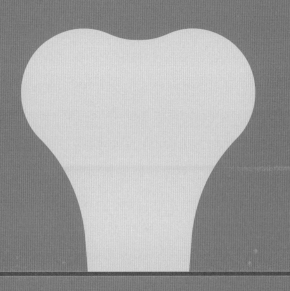

PART 3

무릎 관리 매뉴얼 1단계
- 제거 Removal

통증을 일으키는 원인을 발견하고 제거하라!

무릎을 망치는
사소한 습관들

맨 처음 얘기한 환자의 이야기를 다시 해보겠습니다. 왜 이런 통증이 생겼을까요? 먼저 환자에게 체중 변화와 새로 시작한 운동이 있는지 물어보았습니다. 보통 새로 시작한 운동이 그동안 약해져 겨우겨우 버티고 있는 연골에 손상의 방아쇠를 당기는 경우가 많습니다. 이분은 오히려 살은 빠지고 있는 중이라고 합니다. 대략 파악됩니다. 보통 살을 빼려고 시작한 운동이 통증의 원인이 되는 경우가 많거든요. 역시나 필라테스, 그룹 운동, 발레 등의 운동을 시작했다고 합니다. 이 중에서 특정 운동이 더 나쁘다기보다는 무릎을 많이 굽히는 자세, 즉 쪼그려 앉는 자세가 원인인 경우가 많습니다. 계단 오르기, 양반다리, 요가 자세 등이 있겠죠.

여기서 또 하나의 단서가 잡힙니다. 사무실에서 주로 취하는 자세가 양반다리 자세라고 실토했습니다. 결국 이분은 평상시 양반다리 자세로 무릎에 스트레스를 주었고 그 상태로 체중을 줄이려 시작한 운동들이 무릎 손상에 결정타가 되었겠죠. 이렇게 원인을 알아내는 과정 없이 치료에만 몰두해봤자 아픈 증상은 다시 생길 수밖에 없습니다.

위의 사례만 보아도 일상의 사소한 습관들이 얼마나 중요한지 알 수 있습니다. 무릎 손상이라고 하면 넘어지거나 떨어지고 크게 다친 경우만 생각합니다. 하지만 외상은 점점 줄어가는 반면에 누적 손상이 점점 늘고 있습니다. 바로 낙숫물이 돌을 뚫는 식입니다. 얼핏 보기에 견고해 보이는 디딤돌도 낙숫물 밑에서는 결국 구멍이 뚫립니다. 낙숫물이 한두 방울 떨어진다고 돌이 뚫리지는 않습니다. 작은 낙숫물에 몇 마이크로미터, 몇 나노미터 정도의 손상이 생겼을 것입니다. 하지만 우리 눈에는 그 손상이 보이지 않으니 멀쩡하다고 생각합니다.

우리 몸도 마찬가지입니다. 견고해 보이는 뼈, 힘줄, 연골들은 웬만한 충격을 받아도 눈에 보일 정도로 치명적이지 않습니다. 게다가 시간만 지나면 저절로 회복하기까지 합니다. 젊었을 때는 손상되더라도 회복할 시간만 충분하면 통증 없이 쓸 수 있었을 겁니다.

앞에서 살펴본 '회복 가능 범위(p.26)'의 곡선을 다시 떠올려 봅시다. 정상 상태로 회복할 수 있는 손상이 있고 회복할 수 없는 손상(비가역적 손상)이 있습니다. 이것은 무릎 전체에도 해당하지만 무릎 내측 연골의 아주 작은 부분에도 해당합니다. 눈에 안 보이는 비가역적 손상이 누적되면 그 부분은 정상 조직 대신 흉이 차오르고, 이전만큼 힘을 받기 어려워집니다. 하지만 크기가 몇 마이크로미터에 불과해 조직을 떼서 현미경으로 보아야만 알 수 있습니다. 진찰만 해서도 모르고 MRI에도 안 보이고 심지어 관절 내시경으로 들여다봐도 알 수가 없습니다.

미세한 손상도 쌓이면 커지고, 어느 정도 이상 커지면 증상이 나타나기 시작합니다. 대표적인 것이 통증입니다. 하지만 아직은 밀리미터에도 못 미치는 경우가 많습니다. 여전히 내시경, MRI로는 알아낼 수가 없습니다. 그래서 환자는 증상이 있는데도 진단 검사에서는 멀쩡하다고 하는 것입니다.

통증의 원인을
찾는 것이 중요하다

비교적 손상이 심하지 않은 상태에서 무릎을 정상으로 되돌리는데 중요한 것은 '과연 무엇이 이 통증을 일으켰느냐'를 찾아내는 것입니다. 원인을 알아야 다시 통증이 생기는 것을 막을 수 있습니다. 저는 이 과정을 '밑 빠진 독'에 비유하는데요, 밑이 빠진 독의 구멍을 찾아 메우는 것이 바로 통증의 원인을 찾는 과정입니다.

그렇다면 외상을 입지 않았을 때 무릎 통증의 명백한 원인은 무엇일까요. 대표적인 것이 무릎을 많이 굽히는 자세입니다. 보통 쪼그려 앉는 자세를 많이 떠올리지만, 계단 오르기, 좁은 책상에 앉아 있기, 운전하기, 다리 꼬기, 앉아서 한쪽 무릎을 올린 양반다리, 가부좌 자세 등이 모두 해당합니다. 이뿐 아니라 달리기, 요가, 자전거 등 대부분 무릎 관절 강화 운동도 모두 포함됩니다.

물론 이들 중에서는 무릎이 정상일 때는 전혀 문제를 일으키지 않는 자세가 많습니다. 어떤 것들은 무릎에 좋다고 추천하는 운동이기도 합니다. 하지만 무릎의 상황에 따라 나쁜 영향을 끼치기도 합니다. 또한, 여러 가지 상황이 우연히 맞물리면 나쁜 쪽으로 상승 효과를 가져오면서 통증이 발생할 수 있습니다.

평상시 양반다리를 자주 하던 사람이 요가까지는 괜찮았지만, 등산이 추가되면서 무릎 통증이 발생하는 경우는 진료실에서 만나는 흔한 예입니다. 대부분 등산을 원인으로 지목하지만 실제로는 세 가지가 복합적으로 작용했습니다. 이미 증상이 발생했다면 등산 횟수만 줄인다고 금세 좋아지지 않습니다. 양반다리 자세, 요가까지도 줄여야 합니다.

이렇게 원인을 정확히 파악하지 않으면 약물이든 물리치료든 임시방편에 불과할 가능성이 큽니다. 전쟁터에서 부상 때문에 통증을 호소하는 환자에게 타이레놀로 통증만 가라앉힌 후 다시 전쟁터에 내보내는 것과 같습니다. 반드시 통증을 일으키는 원인을 알아내려고 노력해야 합니다.

원인을 찾을 때도 간과하는 부분이 있습니다. 전문가조차도 원인이 '무엇'인지만 집중합니다. 그런데 그것이 오히려 무릎에 좋다고 알려진 것이라면 어떨까요? 여기에서 중요한 관점은, '무엇'뿐 아니라 '언제', '어떻게'도 중요하다는 겁니다.

예를 들어, 몸 상태가 안 좋은데 뛸 일이 생겼다든가, 그날따라 운동할 때 하필 취약한 부분을 집중적으로 자극했다든가, 평상시에 하던 운동에 갑자기 다른 운동을 추가한다든가 하는 식으로도 얼마든지 문제가 발생할 수 있습니다. 즉 운동, 자세, 컨디션 등이 복합적으로 영향을 끼칠 수 있으니 다양하게 원인을 살펴보아야 합니다.

무릎 통증 예방을 위한
3대 개선 사항

무릎 통증의 원인이 되는 자세들을 알아보기 전에 예방하기 위한 전체적인 로드 맵인 세 가지 개선점을 알려드리겠습니다. 여기서 중요한 것은 자신만의 습관, 우리를 둘러싸고 있는 환경, 그리고 나의 회복력. 이 세 가지를 동시에 다각적으로 접근해야 한다는 점입니다.

자세 · 습관 개선

제일 중요한 것은 무릎이 손상되는 유해 요인을 최대한 제거하는 것이고, 또 이것을 습관화하는 것입니다. 담배를 끊지 않고 폐 건강을 논할 수 없듯 무릎을 지나치게 굽히거나 충격을 주는 자세와 습관을 유지한 채로 무릎 건강을 논할 수 없습니다.

쪼그리고 앉기는 대표적으로 무릎에 나쁜 자세입니다. 정원 관리, 목욕탕에서 씻기, 손빨래하기, 바닥에 떨어진 것을 줍기 등 일상생활에서 흔하게 하는 자세입니다. 운동에서도 마찬가지입니다. 가장 흔한 하체 운동인 스쿼트도 조금만 더 굽히면 쪼그려 앉는 자세가 되죠.

무릎에 나쁜 자세는 **양반다리**도 빼놓을 수 없습니다. 흔히 방바닥에 앉았을 때 취하는 자세로 생각하지만, 의자에 앉아서도 한쪽 다리 혹은 양쪽 다리를 올려놓아 양반다리를 하는 경우가 제법 있습니다.

딱딱한 바닥에 자꾸 닿는 마찰을 줄이는 것도 중요합니다. 무릎은 뼈를 감싼 근육이 적어 외부 자극에 노출되기 쉽습니다. 무릎을 꿇고 오래 있거나 바닥에 대고 일하는 등 자꾸 무릎 관절이 바닥과 마찰하면 윤활주머니염이 생길 수 있고, 오랜 시간 무릎이 뒤틀린 채로 있는 자세로 인해 반월상연골판도 손상될 수 있습니다.

다리 꼬기도 무릎에 안 좋다는 사실을 모르는 분이 많습니다. 특히 아래쪽에서 버티는 무릎은 더 많이 굽힌 상태로 위에 얹힌 다리의 무게까지 지탱해야 하는 이중고에 시달립니다. 하이힐을 신고 뛴 날, 사무실에서 다리까지 꼬고 앉으면 무릎에는 최악입니다.

충격도 안 좋습니다. 자신도 모르게 발을 쿵쿵 딛는 분들이 많습니다. 특히 계단을 내려올 때는 올라갈 때 비해 쉬우니 저절로 쿵쿵 딛게 됩니다. 등산에서 내려올 때도 마찬가지입니다. 이런 습관 때문에 무릎 통증이 잘 안 낫는 경우도 많습니다.

무릎을 굽힌 자세를 너무 오래 하는 것도 좋지 않습니다. 책상에 오래 앉아 있거나 운전을 오래 하게 될 때는 반드시 중간에 다리를 펴고 휴식해야 좋습니다. 운전하는 시간이 1시간, 최대 2시간은 넘어가지 않게 휴게소에 들르거나 차를 세우고 다리를 펴는 습관을 들이십시오. 자세를 취할 때도 가능하면 천천히 굽히는 것이 좋습니다.

마지막은 **비만**입니다. 한국인의 생활 습관, 영양, 체력 자료를 바탕으로 무릎 관절염의 위험인자를 조사한 연구에서 남녀 모두에게 확실한 위험 인자는 무릎 주변 근육의 불균형과 비만이었습니다. 몸무게가 5kg이 늘 때 걷기에서는 5kg만 더 부담하면 되지만, 체중을 줄이겠다고 달리기를 하면 그 20배인 100kg 이상의 엄청난 힘이 무릎에 가해집니다. 무릎이 손상되지 않는 것이 오히려 이상합니다. 무릎을 위한 체중 감량의 큰 원칙은 '식이 조절 먼저, 과격한 운동은 나중에'입니다. 게다가 축적된 내장 지방은 끊임없는 만성 염증을 일으켜 회복력도 떨어뜨립니다.

환경 요인 개선

두 번째는 무릎이 손상되는 환경, 즉 외부 요인의 개선입니다. 내몸에 맞지 않는 작은 책상을 쓰면 무릎을 많이 구부려서 오래 유지해야 하므로 될 수 있으면 높이와 깊이가 여유로운 것을 써야 좋습니다.

의자가 너무 낮아도 쪼그리는 자세를 취해야 합니다. 반대로 의자가 너무 높아도 무릎을 많이 구부리게 되니 이 경우는 발 받침을 쓰는 게 좋겠습니다.

운전할 때도 마찬가지입니다. 좌석을 너무 앞으로 당기면 무릎도 무릎이지만 어깨 근육도 많이 긴장하게 됩니다. 무릎을 충분히 펼 수 있는 넓은 공간을 확보하는 게 좋습니다. 같은 자세로 너무 오래 유지하는 것도 나쁘기 때문에 적어도 1시간에 한 번 정도는 자세를 바꾸고 휴식을 취해야 좋습니다.

또 하나 정말 중요한 환경적 요인은 마룻바닥 생활입니다. 양반다리처럼 앉는 자세는 물론이고 일어서는 동작도 무릎을 지나치게 굽히면서 체중을 실어야 합니다. 손빨래하거나 바닥 청소를 할 때는 목욕용 의자를 준비해서 앉아서 하기를 추천합니다.

운동 장소도 중요합니다. 너무 딱딱하거나 불규칙한 바닥은 무릎에 충격을 줍니다. 또한 겨울에 눈 내린 산길, 얼음이 많은 곳도 되도록 피해야 좋습니다. 특히 나이가 들수록 외상은 아주 치명적이므로 조심해야 합니다. 다치지 않도록 주의하는 게 운동하는 것보다 훨씬 더 중요합니다. 가능하면 안전한 길만 골라서 산책하시기 바랍니다.

무릎 통증이 조금이라도 있으면 테이핑이나 보호대는 필수입니다. 같은 동작을 해도 무릎에 부담을 줄여줘 제대로 나을 수 있는 시간을 벌어줍니다. 보호대를 하고 걷는다고 해서 무릎이 약해지지 않습니다. 오히려 아픈데 억지로 걷거나 아프다고 아예 안 걷는 게 무릎을 훨씬 더 많이 망가뜨립니다.

내적 요인 개선

절대 무리하지 마십시오. 힘들고 피곤하면 내 몸에서 가장 취약한 곳이 반드시 고장이 납니다. 통증은 해당 부위를 쉬게 해 회복하려는 몸의 자연스러운 방어 반응입니다. 내 몸의 작은 소리에 귀를 기울이길 바랍니다.

스트레스 관리도 중요합니다. 스트레스를 받은 몸은 면역력이 떨어지고 손상에 취약하게 됩니다. 회사에서 스트레스를 많이 받았다면 격렬한 운동이 아니라 가벼운 산책이나 명상, 심호흡으로 스트레스를 풀어 주세요. 몸의 회복력을 유지하는데 제일 큰 방해 요인이 스트레스입니다.

내 몸을 튼튼하게 하기 위한 운동은 컨디션이 좋을 때 하는 것입니다. 어딘가 아프면 그제야 근력 강화를 하는데, 이것은 불난 집에 기름 붓는 격입니다. 좋은 시기에 어려워질 시기를 대비해야 하는 것처럼, 건강할 때 아플 때를 대비해야 합니다. 무릎에서는 무릎 주변 근력 강화입니다. 전혀 통증이 없을 때 강도 높은 운동을 섞어 가며 더 튼튼하게 만드는 게 좋습니다. 하지만 아플 때는 보호, 휴식, 회복이 우선입니다.

회복하기 위해서는 잘 먹는 게 좋습니다. 철근, 콘크리트가 없으면 건물을 세울 수 없듯이 재료가 없으면 근골격을 만들 수가 없습니다. 물론 빵, 과자, 라면처럼 열량만 높은 것을 섭취하라는 것이 아닙니다. 특히 나이가 들면 단백질 섭취량이 줄어듭니다. 좋은 단백질을 섭취하면서 비타민D 등도 충분히 보충해야 좋습니다. 면역력 강화뿐 아니라 골다공증 등 근골격계 모든 면에서 도움이 되는 보석 같은 영양소가 비타민D입니다.

통증은 언제
잡는 것이 좋은가?

염증(炎症)의 한자를 살펴보면 불(火)이 2개나 들어가 있습니다. 즉, 염증이란 우리 몸에 불이 난 상태와 같다고 할 수 있습니다.

집에 불이 난 상황을 가정해 봅시다. 담뱃재를 떨어뜨려 카펫에 불이 붙기 시작합니다. 얼른 밟아서 끄면(하던 동작만 그만두면) 됩니다. 그런데 저절로 꺼지겠지 하며 담배를 계속 핍니다(무시하고 하던 동작을 계속합니다). 불이 조금 더 커집니다. 이제는 카펫 전체로 불이 옮겨붙습니다. 이때까지만 해도 담배는 끄고 물을 가져와서 뿌리거나 소화기를 사용하면 됩니다(통증 일으키는 동작을 하지 말고 보조제로 해결합니다). 하지만 더 지켜봅니다. 이제는 커튼까지 불이 붙게 됩니다(약이나 시술이 필요한 단계가 됩니다).

담뱃불이 커튼으로 옮겨붙을 때까지 지켜만 보는 사람은 없습니다. 어떤 결과를 초래할지 다들 뻔히 알기 때문이죠. 하지만 몸은 바로 눈에 보이지 않으니 기다리면 좋아지겠지라고 생각하는 경우가 많습니다. 오히려 불을 끄겠다며 기름을 들이붓는 예도 있습니다. 운동으로 회복하겠다며 더 운동하는 경우죠. 물론 기름칠이 도움이 될 때도 있습니다. 멀쩡할 때는 여기저기 기름칠을 해두면 고장도 나지 않고 오래 쓸 수 있는 것처럼요.

마지막으로 더 내버려 두는 경우를 생각해 봅시다. 그대로 놔두면 불은 꺼지긴 할 것입니다. 즉, 시간이 어느 정도 지나면 급성 통증은 없어집니다. 벽에 그을음을 남기거나(퇴행성 변화를 남기거나) 집이 어느 정도 타버린 후에 말이죠. 반쯤 타버린 집에서도 살 수는 있습니다. 대신 수시로 고칠 일이 생기거나(가벼운 동작에서 통증이 반복되거나) 무너질 위험(연골판이 크게 찢어지거나 눈에 띌 정도로 관절연골이 파임)을 감수해야겠죠.

이 비유는 좀 과장되긴 했지만 통증을 언제 잡아야 할지를 시사하고 있습니다. 카펫 전체에 불이 붙은 정도가 몸에서 신호를 계속 보내는 시기입니다. 누가 봐도 불이 났다고 느낄 정도가 되면 MRI나 엑스레이에도 보이기 시작합니다. 보통 이 시기가 되면 의사들이 적극적으로 개입합니다.

하지만 그 이전 상태라면 의사는 집 바깥에 있어서 집안에 불이 났는지 알 수도 없으므로 정확히 진단할 수 없고, 그래서 움직이지 않습니다. 의사가 나쁜 사람이라서가 아니라 기존의 치료 의학은 진단에 맞춰 치료하기 때문입니다. 즉, 진단할 수 없는 상황에서는 섣불리 움직이면 안 되는 것이죠. 의학의 발전에 따라 진단 기술이 날로 발전하고 있으니 언젠가는 영화 《엘리시움》처럼 스캔 한 번으로도 분자 단위의 진단이 가능해질 수도 있을 것입니다. 하지만 평균 수명은 늘고 있는 것에 비해 관절은 아직 길어진 수명만큼 삶의 질을 보장해주지 못하고 있기에, 그때까지 가만히 기다릴 수는 없습니다. 눈에 보이지 않더라도, 진단이 되지 않더라도, 우리는 스스로 통증 초기부터 철저히 개입해야 합니다. 그래서 내 몸의 작은 소리에 귀를 기울이라고 말씀드리는 것입니다.

무릎 통증의
질환 발생 3단계

무릎 통증과 같은 근골격계 질환은 암처럼 단계(병기)가 따로 있지는 않습니다. 하지만 누적 손상으로 인한 근골격계 질환 발생을 증상과 통증 정도에 따라 3단계로 설명해보도록 하겠습니다.

1단계

특정 동작(운동) 시 아프거나 피로감이 있지만, 휴식을 취하면 증상이 사라지며 운동 능력이 떨어지는 정도

일단 증상이 발생했다면 문제가 생겼다고 인지해야 합니다. 이 단계에서 조치하는 것이 궁극적인 예방이라고 할 수 있습니다. 운동하는 자세에 문제가 없는지 점검하고 가볍게 통증을 완화하면서 보호대를 착용하는 등 조치하는 게 좋습니다.

2단계

운동 시작 초기부터 통증이 있으며, 시간이 지나도 통증이 계속되고 운동 능력이 떨어지는 정도

이런 증상이 몇 개월간 계속되는 경우입니다. 예를 들어 조금만 달려도 아프고 이전만큼의 기록이 나오지 않으면서 2~3일 이상 통증이 계속되는 상황이 수 개월째 지속됩니다. 사실 운동 동호회에서는 이 정도쯤은 참고 운동하는 분들이 많습니다. 하지만 이 단계도 이미 치료가 필요한 시기로, 병원 방문 및 정확한 진단이 필요합니다.

3단계

운동을 하지 않을 때 가벼운 동작만 해도 통증이 있는 정도

이 단계는 손상이 진행된 상황이므로 반드시 병원에 방문해 치료가 필요합니다.

이렇게 보면 대체 누가 3단계까지 가도록 내버려 두겠느냐 하겠지만, 의외로 3단계가 되어서야 병원에 오는 경우가 허다합니다. 가장 치료하기 쉬운 1단계에서 '조금 있으면 나아지겠지'라는 안이한 생각을 버리십시오. 이때 빨리 정확한 진단을 받고 운동량을 줄인다거나 무릎에 부담이 안 가는 자세로 바꾸고 보호대 착용, 물리치료나 항염제제 등으로 적극적인 관리를 하면 관절을 훨씬 건강하고 오래 쓸 수 있습니다.

어느 정도의 스트레스가
무릎을 훼손할까?

사람들은 무릎을 망치는 생활 습관이나 운동이 무엇인지 소개해 달라고 합니다. "스쾃, 달리기는 나쁘고 걷기는 좋습니다."는 식으로 말하면 간단하겠지만, 실제로는 그렇게 단순하지 않습니다. 걷기가 무릎에 비교적 좋기는 하지만 울퉁불퉁한 바닥을 무리해서 걷는다면 오히려 무릎에 손상이 올 수 있고, 통증이 있으면 스쾃이 부담스럽지만 스쾃이 허벅지 근육을 키워 무릎 통증을 예방하는 것도 사실이기 때문입니다.

무릎이 심한 스트레스를 받으면 손상된다는 것은 누구나 알고 있습니다. 그렇다면 어느 정도의 스트레스가 '심각한' 스트레스일까요? 캘

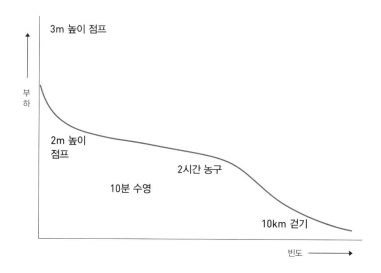

리포니아 대학 샌프란시스코 캠퍼스의 스콧 다이(Scott Dye) 박사는 이 스트레스를 운동의 강도와 빈도에 따라 '기능적 한계(Envelop of function)'라는 개념을 통해 설명했습니다.

[그림 3.1]의 그래프는 젊은 사람의 기능적 한계를 나타냅니다. 보통 운동의 강도만 중요하게 생각하지만 빈도도 중요합니다. 그래서 가로축은 12시간 동안 부하가 반복되는 빈도이며 빨간 실선이 기능적 한도를 나타냅니다. 이보다 강하고 잦은 운동 혹은 행동(실선 위쪽의 운동=위험 범위)을 하면 무릎이 손상됩니다.

예를 들어 12시간 이내에 한 번 2m 높이에서 점프하면 무릎이 다치지 않지만, 그보다 강도가 높은 3m 높이에서 점프하면 무릎이 손상됩니다. 비교적 안전한 걷기도 하루에 10km는 괜찮지만 10km를 빠르게 걷는다거나 그 이상 많이 걸으면 무릎이 손상될 수 있습니다.

이 그래프의 의미는 실선 아래쪽, 즉 안전 범위(항상성 영역) 내에서 운동과 일상생활 동작을 해야 안전하게 무릎이 건강해진다는 뜻입니다. 이제 왜 같은 운동이 건강에 도움이 될 수도, 해가 될 수도 있다고 했는지 이해가 가시죠?

여기서 주의할 점은 이 그래프는 운동을 좋아하는 젊은 성인, 즉 일생에서 최상의 몸 상태일 때를 기준으로 한다는 것입니다. 나이에 따라, 몸 상태에 따라 그래프는 변할 수 있습니다. 대부분은 실선(기능적 한계)을 아래쪽으로 조정해야 하겠지만 항상 아래쪽으로만 가는 것은 아닙니다. 안전 범위 내에서 운동하면 기능적 한계가 올라가기도 합니다. 다만 빨리, 많이 올리고 싶은 욕심에 위험 범위를 드나들면 오히려 기능적 한계는 내려갈 것입니다.

사실 지금 내 상황에 맞는 기능적 한계를 정확하게 파악하기는 어렵습니다. 따라서 조금씩 늘려가면서 파악하는 수밖에 없습니다. 그러면 위의 그래프를 기준으로 11km만 걸어도 심각한 타격을 입는 것일까요? 다행히 그렇지는 않습니다. [그림 3.2] 그래프를 보면 '기능적 한계' 위에 생리적 과부하를 약간 넘어서는 '초과 생리적 과부하 범

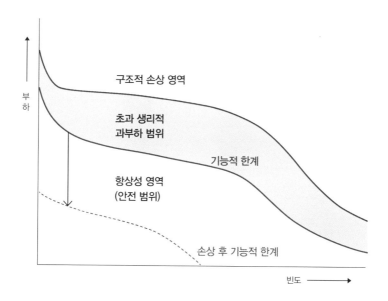

위(Zone of supraphysiologic overload)'가 있습니다. 이를테면 기능적 한계

인 10km를 넘어서서 12.5km까지는 손상되기는 하지만 구조적 손상

까지는 가지 않습니다. 통증 등의 증상이 생기긴 하지만 정상으로 돌

아올 수 있는 범위이죠.

하지만 이를 넘어서면 구조적으로 손상을 입게 됩니다. 구조적 손

상이라고 해서 반드시 MRI를 보면 어딘가 찢어진다거나 하는 정도를

말하는 것은 아닙니다. 정상으로 돌아오기 어려운 손상이라고 생각하

면 됩니다. 이런 손상들이 하나둘 누적되면 결국 관절연골이 파이거나 반월상연골판이 찢어지는 것입니다.

이렇게 되지 않으려면 안전 범위 내에서 운동하되, 이보다 심하게 운동해서 초과 생리적 과부하 범위에 들어갔다는 신호가 오면 바로 운동 강도나 빈도를 줄여서 원래의 안전 범위 내로 들어가야 합니다. 기능적 한계를 벗어났다는 신호는 어떻게 알 수 있을까요? 어느 정도의 통증이면 손상된 것일까요? 일단 앞서 설명한 2, 3단계의 통증(운동 시작 시 통증, 운동하지 않을 때도 느끼는 통증)은 무조건 해당합니다. 1단계의 통증도 뻐근한 정도를 넘어서서 날카로운 느낌의 통증이 있다면 무리한 것입니다. 눌러서 분명히 아픈 지점이 있으면 단계와 상관없이 초과한 상태입니다. 그 외에 통증은 없지만 디딜 때 불안정하다거나 뻑뻑한 느낌이 든다면 기능적 한계를 넘어섰다고 볼 수 있습니다.

한 번 증상이 생기면 기능적 한계가 상당히 하향 조정된다는 사실을 명심해야 합니다. 즉 12km를 걸어서 증상이 생겼다면 이후의 안전 범위(손상 후 기능적 한계)는 이전의 10km가 아니라 5km로 하향 조정된 후 다시 서서히 끌어올려야 합니다.

무릎 통증이 있다면
피해야 하는 운동

앞서 말한 지식을 바탕으로 이제 무릎 통증이 있을 때 피해야 하는 운동을 소개하려 합니다. 그 전에 다음 페이지에 있는 [그림 3.3]의 표를 봐 주세요. 기능적 한계 그래프의 세로축에 해당하는 '부하'에 관한 부분입니다. 역시나 기능적 한계 그래프의 가장 왼쪽에 있는 활동인 '점프'가 체중의 20배 정도로 상당히 부하가 높습니다. 그다음으로 눈에 띄는 것이 '달리기'로 7.7배, '스쾃'은 6.0~7.6배로 조금만 무리하면 바로 손상 범위로 들어갈 수 있는 위험한 운동입니다. 쉽게 생각하는 '계단 내려오기'도 조심해야 합니다.

그렇다고 이 운동들이 나쁘다는 의미는 아닙니다. 기능적 한계 그

	슬개골/넙다리뼈 관절에 가해지는 힘(체중의 배수)	정강뼈/넙다리뼈 관절에 가해지는 힘(체중의 배수)
걷기	0.5	2.5~2.8
실내 자전거	1.3	1.0~1.5
계단 오르기	2.1~2.5	3.16
의자에서 일어나기	2.8~5.5	2.46
계단 내려오기	5.7	3.4~6
스쾃	6.0~7.6	3.8
쪼그리고 앉기	7.5	5.5
달리기	7.7	3.1~3.6
점프	20	-

래프의 가로축인 '빈도'도 고려해야 합니다. 제 의견으로는, 여기서 말하는 '빈도'는 운동의 빈도만이 아니고 운동 지속 시간, 반복 횟수 등을 뭉뚱그린 개념으로 보입니다. 어쨌든 짧은 시간, 적은 반복 횟수에서는 이 운동도 충분히 도움이 될 수 있습니다. 다만 이런 요소를 고려하지 않고 무조건 이 운동이 '좋다, 나쁘다'라고만 규정하는 것이 잘못입니다. 하지만 이런 점을 고려하더라도 부하가 높고 지속 시간(빈도)이 긴 운동은 무릎에 무리를 주기 마련입니다.

① 줄넘기

줄넘기는 비교적 많은 열량을 소모하면서도 특별한 기술이 필요 없고, 줄만 있으면 간편하게 할 수 있어서 많이 선호하는 운동 중의 하나입니다. 하지만 무릎에 가장 부하가 높은 점프가 주요 동작이며 상당히 많은 횟수를 반복해야 합니다. 즉, 기능적 한계 그래프의 위 오른쪽(초과 생리적 과부하 범위)으로 갈 가능성이 큽니다. 줄넘기는 주로 체중을 감량할 목적으로 많이 하는데, 과체중인 사람은 기능적 한계가 아래로 조정돼야 합니다. 그러므로 줄넘기는 더욱 구조적 손상을 주는 운동이 되기 쉽습니다. 평소 충분히 운동을 많이 한 경우 체력 향상을 목적으로만 줄넘기를 추천하고 싶습니다.

② 농구, 배드민턴

구기 운동은 선수들의 무릎 부상이 잦은 종목입니다. 특히 농구는 웬만큼 운동했다 하는 일반인도 30대 중반이 넘어가면 무릎이 아파서 쉽지 않습니다. 이유는 짐작하다시피 반복적인 점프에 있습니다. 운동 하는 내내 점프를 20~30여 분간 반복해야 하고 착지하거나 드리블하는 과정에서 방향을 전환하면서 무릎이 뒤틀리기 쉽습니다.

배드민턴도 제대로 스매시할 때는 농구와 비슷합니다. 반복적인 점프와 착지, 갑작스러운 충격으로 반월상연골판이 찢어질 수 있습니다. 과격하지 않게, 적당히 즐기기를 추천합니다.

③ 축구, 테니스

비교적 점프가 적은 축구와 테니스는 40~50대 이상도 즐기는 것을 흔히 볼 수가 있습니다. 하지만 두 번째로 무릎 부하가 높은 달리기를 1시간 이상 해야 한다는 것이 큰 단점입니다. 게다가 이 두 가지 스포츠는 빨리 달리다가 갑자기 멈추거나 방향을 전환하는 등의 동작이 인대나 반월상연골판에 부담을 줍니다. 무릎을 보호하기 위해 보호대를 사용하거나 기능적 한계를 고려한 운동 시간 안배가 필요합니다.

④ 스쾃

쪼그려 앉는 자세로 앉았다 일어서는 스쾃은 하체 강화 운동으로 잘 알려져 있습니다. 무릎 관절에 부담을 덜어주는 대퇴근육 발달에 가장 효과적인 운동임은 틀림없습니다. 하지만 이는 운동선수나 건강한 성인에게 해당하는 상황입니다. 스쾃을 할 때마다 무릎에 전해지는 부하가 달리기에 필적할 만큼 높다 보니, 조금만 무리하면 바로 기능적 한계를 넘어서는 단점이 있습니다.

그렇다고 스쾃을 아예 하면 안 된다는 이야기는 아닙니다. 운동 강도를 확 낮춰 문틀을 잡거나 벽에 기대서 하는 스쾃은 통증이 전혀 없는 범위에서 한다면 오히려 빠른 회복과 단련에 도움이 됩니다. 그래서 단순히 스쾃이 좋다 나쁘다 한마디로 규정짓기가 어려운 것입니다.

⑤ 달리기

20~30대에는 건강을 지키기 위해 달리기만큼 좋은 운동도 없습니다. 하지만 특별한 경우가 아니면 30대 이후, 늦어도 40대부터 과도한 달리기는 피하기를 권합니다.

앞의 무릎 관절 하중표를 보면 달리기는 거의 평상시 걸음의 7배에 달하는 압력을 무릎에 줍니다. 게다가 평지가 아닌 내리막이면 더욱 힘듭니다. 40대부터 무릎은 소모품에 가깝다고 보면 됩니다. 많이 쓸수록 퇴행성 관절염은 빨라집니다. 하지만 너무 움직이지 않는 것 또한 관절염을 촉진할 수 있으니, 앞서 설명한 '회복 가능 범위'와 '통증 관리 기간'을 고려해 나만의 최적 포인트를 찾길 바랍니다.

⑥ 등산

등산은 달리기보다는 낫지만, 계단 오르기를 오래 해야 합니다. 그래도 이 정도까지는 괜찮지만 문제는 내려올 때입니다. 힘이 없어서 터벅터벅 걷거나 뛰어 내려온다면 농구(점프를 장시간 반복) 못지않은 부담이 가해집니다. 하산길은 발을 내디딜 때 평지보다 바닥이 아래에 있으므로 조금만 주의를 기울이지 않으면 걷기가 아니라 점프로 바뀐다는 점을 꼭 명심하세요.

언제까지 이 동작들을
피해야 할까?

　무릎에 무리를 주는 동작과 운동을 조심해야 한다면, 언제까지일까요? 정해진 기간은 없습니다. 각자 손상의 정도가 다르기 때문입니다. 하지만 확실한 것은 회복 시간을 충분히 가져야 한다는 점입니다. 병원에 갈 생각이 들 정도로 통증이 있다면 2주 정도는 위에 언급한 모든 동작과 운동을 자제하는 것이 좋습니다. 그 후 가벼운 것부터 하나씩 해봅니다. 약간 빨리 걸어본다던가 상대적으로 부담이 덜한 계단 올라가기를 해봅니다.

　이때 다시 이전과 같은 유형의 통증이 발생한다면 덜 나은 것입니다. 재빨리 해당 동작을 중단하고 아프지 않은 범위 내에서만 행동합니다. 이렇게 간을 보듯 툭툭 해보고 괜찮으면 조금 더 해보고 증상이 있으면 재빨리 철수하는 것. 저는 이것을 '간 보기 후 복귀'라고 설명해왔습니다.

일정 시간 동안 추가 손상되지 않아야 조직이 흉이 되지 않고 이전처럼 완전히 회복됩니다. 손등에 난 작은 상처가 완전히 낫기도 전에 쓸리는 것을 반복하면 흉이 되는 것을 보셨을 것입니다. 그럼 아픈 기간도 길어지고 그 조직은 약해지게 됩니다.

보이지 않지만 무릎 연골도 마찬가지입니다. 흉은 겉보기에는 더 딱딱해 보이지만 실질적으로 압력을 견디는 정도는 정상 조직보다 훨씬 약해 찢어지기가 쉽습니다.

반월상연골판과 비슷하게 생긴 허리 디스크는 완전히 회복되는 데 2년이 걸린다고 합니다. 즉 디스크 환자의 경우 2년간 심각한 허리 통증이 한 번도 없었어야 비로소 이전과 같은 디스크로 회복됩니다.

자세를 바로 취하면 손상될 가능성이 현저히 줄어드는 허리와 달리 무릎은 일상 곳곳에 충격을 줄 수 있는 요인들이 산재해 있습니다. 따라서 이 '간 보기 후 복귀'야말로 무릎이 완벽하게 회복할 수 있는 비책이라고 할 수 있겠습니다.

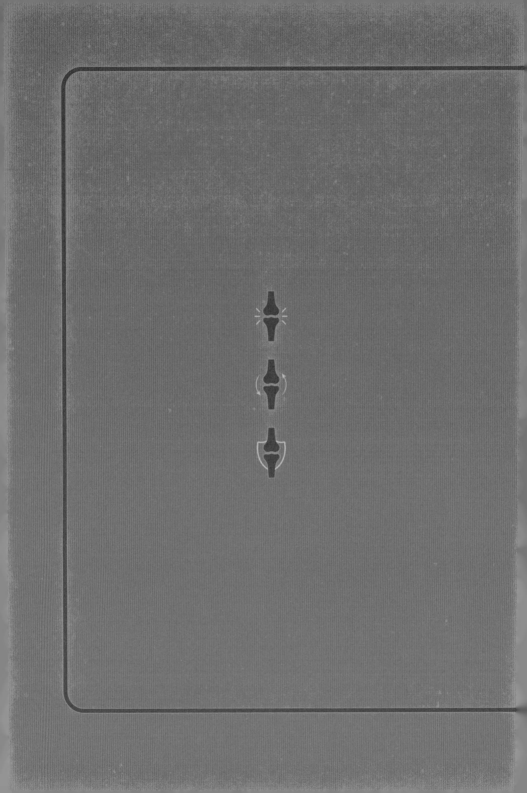

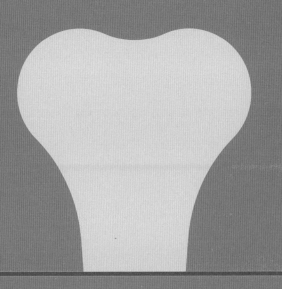

• PART 4 •

무릎 관리 매뉴얼 2단계
- 재건 Reconstrunction
통증을 없애는 치료법을 찾아라!

보호대 착용을
두려워하지 말자

무릎 보호대라고 하면 '좀 안다' 하는 분들의 반응이 있습니다. "그 거(보호대) 하면 근육은 더 약해지는 거 아닌가요?" 맞습니다. 근육이 더 약해질 수도 있는 것은 사실입니다. 그런데 테니스 경기를 보면 거의 모든 선수가 손목 보호대를 하고 있습니다. 만약 근육이 약해진다면 그들은 왜 보호대를 하고 있는 것일까요? 바로 손목이 '무리'하지 않도록 보호하는 것이 더 중요하기 때문입니다.

여러 번 설명했지만, '무리'라는 것은 매우 상대적인 개념입니다. 테니스 선수들처럼 어마어마한 과부하가 무리일 수도 있고, 무릎이 아플 때는 일상적인 걷기조차 무리하는 것이죠. 이쯤 되면 왜 보호대를 하라는 것인지 눈치챘을 듯합니다. 보호대는 무리한 움직임으로 인한 손상을 막아주기 때문에, 무리하게 될 상황에서는 되도록 착용하라는 것입니다.

간헐적으로라도 무릎에 증상이 있는데 아픈 것을 참고 운동하는 것은 전혀 도움이 되지 않습니다. 하지만 일상적인 동작(계단 오르기, 언덕 걷기 등)도 전혀 하지 않고 생활할 수는 없기 때문에 조금이라도 무리할 상황이라면 보호대를 착용하여 아픈 조직을 보호하는 것이 좋다는 것입니다. 보호해주고 한동안 증상이 없으면 손상된 조직은 회복하겠죠. 하지만 무방비 상태에서 계속 손상된다면 결국 조직은 크게 찢어지고 말 것입니다.

무릎이 많이 아프고 통증이 오래되어 근력까지 약해진 경우에는 보호대를 살짝 풀었다 조였다 하면서 거의 종일 착용하는 것을 추천합니다. 통증이 가라앉고, 빨리 걷기 등의 일상적이지만 아픈 무릎에는 무리가 될 수 있는 동작도 괜찮아지면, 어느 정도 근력이 회복된 것이니 그때부터 보호대 착용을 줄여나가면 됩니다.

보호대를 차고 가벼운 운동부터 시작하면 근력이 발달하지만, 그 외의 경우에는 오히려 관절에 해가 될 가능성이 높습니다. 그렇다고 증상이 전혀 없는데도 지나치게 오랜 기간 착용할 필요는 없습니다. 즉 내 상태를 유심히 관찰하고 현명하게 보호대를 착용해야 내 무릎의 수명을 연장할 수 있습니다.

구관이 명관,
물리치료

물리치료란 열, 광선, 전기, 초음파, 운동 등 여러 가지 물리적 요소를 이용하여 재활 의학적 치료를 하는 것을 말합니다. 물리치료와 소염제가 정형외과적인 치료로 사용된 지도 벌써 100년이 넘었습니다. 효과가 검증되었고 안전하다는 장점이 있는 만큼 너무 익숙한 치료라는 인식이 있지요. 우리나라에서도 50년 이상 정형외과의 기본 치료로 자리 잡았다 보니 뻔하다는 생각도 듭니다. 게다가 최근에는 병원 기기만큼은 아니어도 효과가 있는 다양한 가정용 물리치료 기기들이 나오다 보니 굳이 정형외과에 갈 필요성을 못 느끼는 경우도 많습니다.

바쁜 현대인이 출퇴근 시간을 조정하면서까지 물리치료를 받기는 쉽지 않은 일입니다. 통증 클리닉을 10여 년 운영하면서 알게 된 중요한 사실은 '어떤 경우에 물리치료를 받느냐'라고 할 수 있습니다. 물론 모든 통증, 모든 정형외과적인 문제에 물리치료가 가능하지만, 시간과 비용을 고려한 가성비를 따지지 않을 수가 없겠지요. 그러면 먼저 물리치료에는 어떤 것들이 있는지 알아볼까요.

온열 치료

문제가 있는 부위에 체온보다 약간 높은 40~45도의 열을 5~30분 정도 적용하면 조직의 긴장을 줄일 수 있습니다. 근육 경련이 감소하며, 힘줄이 좀 더 잘 늘어나 관절의 탄성도를 높여 뻣뻣함도 줄어듭니다. 또한 혈관을 확장해 손상된 조직 파편을 배출시키고 영양분은 잘 유입되죠. 따라서 만성 염증 상태를 호전시킬 수 있습니다. 통증 자체도 완화하는 것으로 알려져 있습니다. 다만 출혈, 부종을 증가시킬 수 있으므로 급성 염증에는 사용하지 말아야 합니다.

온열 치료도 깊이에 따라 표재열과 심부열로 나뉩니다. 표재열은 말 그대로 피부에서 1~2cm 이내 얕은 곳의 온도를 높이는 방법으로 핫팩(온 찜질), 온열 램프(적외선) 등이 있습니다. 보통 20~30분 정도 치료합니다. 최근엔 가정에서 손쉽게 쓸 수 있는 기기들이 많이 나와 있어 붉어지고 부어오르는 급성 염증만 아니면 집에서도 사용할 수 있습니다.

하지만 많은 근육과 힘줄은 표재열이 닿기에는 너무 깊은 곳에 있습니다. 따라서 심부열 치료가 적합합니다. 대표적인 것이 초음파 치료로, 0.8~1.5MHz의 주파수를 사용해 조직에서 열로 전환되며 효과가 나타납니다. 진단용으로 사용하는 초음파보다는 주파수가 낮습니다. 물리치료를 받으러 가면 보통 치료사가 젤을 바르고 아픈 부위 주변을 5분 정도 문질러 줍니다. 또한 심부열을 효과적으로 가하는 방법으로 고주파 치료(현재 건강 보험 적용은 안 됨)도 있습니다.

전기 치료

전극(패드)을 불편한 곳에 붙이고 피부를 통해 신경에 전기 자극을 가하는 치료입니다. 보통 텐스(TENS, 경피적 전기 신경 자극 치료)라고 합니다. 전기 자극을 주어 통증을 못 느끼게 할 뿐 아니라 중추 신경계에서 엔도르핀 농도를 증가시켜 통증을 조절합니다. 좀 더 높은 주파수의 전기 자극을 주는 간섭파 치료(ICT)라는 방법도 있습니다. 가정용 저주파 치료기가 전기 치료의 일종이라고 할 수 있습니다. 급성, 만성 통증에 모두 적용할 수 있고 진통 효과는 바로 사라지지 않고 수 시간까지 지속합니다.

저에너지 레이저 치료

레이저 치료 시 붉은색을 방출하지만, 표재열 기능을 하는 적외선과는 달리 조직 온도를 올리지 않습니다. 따라서 레이저 치료를 받을 때는 아무런 느낌이 없지요. 하지만 조직의 재생을 촉진하기 때문에 창상 치유, 관절염, 통증 조절 등에 사용됩니다.

이외에 병원에서 받는 물리치료로는 온열 치료로서 손가락 관절염에 적용하는 파라핀 치료, 목과 허리 디스크의 압력을 줄이는 견인 치료가 있지만, 무릎과는 관련이 없으므로 자세한 설명은 생략합니다.

일반적으로 정형외과에서 시행하는 물리치료는 온찜질(표재열) 20분+초음파(심부열) 5분+전기치료 20분 정도입니다. 기왕 시간을 내서 물리치료를 받는 김에 온찜질을 받는 것도 좋지만 병원에서만 할 수 있는 레이저 치료를 같이 받는 것을 추천합니다.

또 하나 주의할 점은 간섭파 전기 치료의 경우 주무르는 듯한 느낌을 받기 때문에 아파도 참고 강도를 최대한 높여서 받는 경우가 간혹 있습니다. 하지만 전기 치료의 강도가 높을수록 진통 효과가 좋은 건 아니므로 기분 좋을 정도로만 받기를 추천합니다. 지나치게 세게 시행하면 오히려 통증이 더 심해지거나 화상을 입는 예도 있습니다. 치료 시행 중이라도 그 부위가 뭔가 불편하다면 물리치료사에게 이야기해서 강도를 낮춰달라고 하면 됩니다. 반대로 너무 느낌이 없다면 다소 강도를 올리는 것도 좋습니다.

일반적인 물리치료는 '증상의 완화' 정도에만 초점을 맞추고 있으므로, 통증이 너무 진행한 후에 오면 효과적이지 않습니다. 통증이 오래 되면 치료도 오래 걸리므로 수개월씩 물리치료를 받아야 하는 경우가 많습니다. 하지만 통증이 생긴 지 얼마 되지 않을 때(한 달 이내) 혹은 심하지 않을 때는 물리치료 몇 번만으로도 강력한 회복 자극이 될 수 있습니다.

이제 한 건물 건너 하나씩 병원이 있는 시대입니다. 그냥 동네 편의점 들르듯 조금 뻐근하고 아플 때 물리치료를 받는다면 아주 효과적으로 통증 관리를 할 수 있습니다. 이러한 생활 습관의 변화가 많은 근골격계 문제의 발병을 늦출 수 있을 거라 확신합니다.

염증의 불을 끄자, 소염제

소화기는 '불을 끄는 기구'이고 소염제는 '염증을 끄는 약제'라고 이해하시면 되겠습니다. 염증은 여러모로 불과 닮았습니다. 제일 유사한 점은 '빨리 끄는 것이 좋다'는 점입니다. 물론 염증은 손상된 조직을 태워 없애는 역할을 합니다. 하지만 거기까지입니다. 더 지속하면 그 조직뿐만 아니라 몸 전체에 악영향을 미칩니다.

첫 소염제인 아스피린이 나온 이후 수많은 소염제가 개발되었습니다. 소염 작용만 있는 약은 없고 대개 진통 효과도 같이 들어 있습니다. 어떤 약은 소염 효과가 강하기도 하고 어떤 약은 진통제에 가깝기도 합니다. 스테로이드도 결국 소염제입니다. 하지만 스테로이드는 다양한 종류의 부작용이 흔하게 발생하기 때문에 따로 분류합니다. 그래서 일반적인 소염제를 비스테로이드성 소염제(NSAIDs, Non-Steroidal Anti-Inflammatory Drugs)라고 합니다.

반대로 진통 효과가 있지만 소염 작용은 전혀 없는 약도 있습니다. 흔히 쓰는 타이레놀(성분명: 아세트아미노펜)을 포함하여 신경병증에 쓰는 뉴론틴, 리리카 같은 약들과 마약성 진통제들은 소염 작용이 전혀 없습니다. 이런 약들은 급성 통증이 너무 심할 때나 만성 통증에서 이용합니다.

비스테로이드성 소염제(NSAIDs)로 불리는 일반적인 소염제 외에 작용은 다소 약하지만 부작용이 현저하게 적은 생약 제제들도 있습니다. 조인스, 이모튼, 글루코사민, 콘드로이틴 같은 약들인데 이 중 일부는 건강 보험이 적용되므로 처방받아서 비교적 저렴하게 이용할 수 있습니다. 효과는 비스테로이드 소염제에 비하면 사람에 따라 들쑥날쑥한 것이 단점입니다. 어떤 경우는 비스테로이드성 소염제에 필적할 소염·진통 효과를 보이지만 어떤 경우에는 거의 효과가 없기도 해서 주의가 필요합니다.

요즘은 약 부작용 때문에 투약을 꺼리는 경우도 많습니다. 충분히 일리가 있는 걱정입니다. 위궤양이 생길 위험도 있고 심혈관계 문제가 염려되기도 합니다. 어떤 소염제는 신장 기능에 영향을 끼치고 붓기도 합니다. 소염제도 수백여 가지가 있습니다. 단기적으로 어떤 부작용이 나타난다면 그 약은 먹지 말아야 합니다. 약 이름을 확인하고 꼭 기록해 놓으세요.

만약 무릎 관절이 붓고 있는데도 이런 부작용 때문에 소염제를 안 먹고 버틴다면 무릎 관절은 걷잡을 수 없이 망가질 것입니다. 마치 불난 집의 불이 저절로 꺼지길 기다리고 있는 것과 같습니다. 불이야 언젠간 꺼지겠지만 집은 폐허가 되어버릴 수 있습니다. 부작용이 없는 다른 계열의 약을 선택해 한 달 이내로 복용하면 됩니다. 위에 말한 부작용들은 수 개월 이상 복용했을 때 생기는 문제점이라고 알아두면 좋습니다. 그래도 약이 꺼려진다면 조금 더 빨리 조금 더 적극적으로 관리할 필요가 있겠습니다.

반대로 조금만 불편해도 약을 찾는 분들도 있습니다. 이 경우는 진통 목적으로 소염제를 이용하는 경우입니다. 진통 효과에 힘입어 근본 문제를 덮어두고 계속 방치한다면 결과는 뻔할 것입니다. 이런 유형의 통증 관리는 권장하지 않습니다.

엔진 오일을 교체하듯 관리하자, 연골 주사

물리치료나 약물 치료로 무릎 통증 관리가 잘 안 되면 다음 단계로 생각해볼 수 있는 것이 연골 주사입니다. 연골 주사는 '관절 윤활 주사'라고도 하는데 연골, 관절 윤활액 성분 중의 하나인 히알루론산을 직접 무릎 관절 안에 주사하는 시술로, 부작용이 거의 없고 수십 년에 걸쳐 검증된 치료라는 장점이 있습니다.

초기 관절염에서 흔히 관찰되는 소견이 관절 윤활액(관절액)이 줄어드는 것입니다. 그렇게 되면 안 그래도 변성된 관절연골에 마찰이 많아지면서 연골 손상이 가속화됩니다. 이때 히알루론산을 직접 넣어준다면 윤활 작용이 좀 더 원활해집니다.

물론 넣어준 히알루론산은 1주일 정도면 흡수되어 버리지만 관절에 미치는 긍정적인 영향은 5~6개월 정도 지속합니다. 통증 완화, 연골 손상 예방 등이 그 효과입니다.

기계도 윤활유를 제때 넣어주지 않으면 마찰이 심해지면서 기능이 떨어지고 어느 순간부터 급격히 마모됩니다. 무릎 관절도 마찬가지입니다. 관절염이 아니더라도 나이가 들면 관절액은 줄어들 수밖에 없습니다. 이건 아무리 몸 관리를 잘해도 어쩔 수 없는 부분입니다.

연골 주사는 보통 1주일 간격으로 3회 주사하는데 몇 년 전부터 한 번만 맞아도 되는 주사제가 나와서 주사를 꺼리는 분께도 좋은 선택지가 생겼습니다. 현재 초기 관절염부터 중기 관절염까지가 건강 보험이 적용됩니다. 하지만 경험적으로 보면 중기 이후보다는 초기 관절염, 아예 엑스레이상으로는 관절염이 보이지 않지만 임상적으로 의심되는 경우가 훨씬 효과적이었습니다. 이분들은 6개월이 아니라 2~3년 이상 병원을 찾지 않는 경우도 많았습니다. 앞서 이야기했듯 연골의 변성은 찢어지거나 파이는 등 구조적인 변화가 생겨야 MRI로 겨우 알아차릴 수 있습니다. 간접적으로 알 수 있는 것이 무릎 부종인데 연골 손상 말고 다른 원인에 의해서도 생기므로 알아채기가 어렵습니다.

이전에는 의사가 손으로 만져보고 주사를 놓았고 지금도 그렇게 시술하는 경우가 많습니다. 하지만 체질적 문제, 구조적 변형 등으로 관

● 그림 4.1 **초음파를 이용해 무릎 관절에 주사하는 사진**

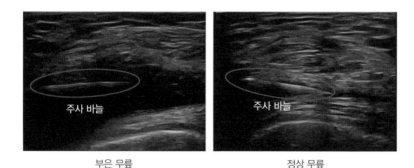

부은 무릎   정상 무릎

절에 정확하게 들어가지 않는 경우도 많으므로 초음파를 보면서 시술하는 편이 좀 더 정확합니다.

[그림 4.1] 초음파 자료에서 왼쪽은 무릎이 부은 경우(가운데 검은 부분이 관절액이 늘어나 부은 부분)이고 오른쪽은 붓지 않은 경우입니다. MRI에서 이상이 없다고 해서 연골이 찢어질 때까지 기다렸다가 시술하는 것보다는 비교적 증상의 초기 혹은 재발이 잦아지는 시점에 주사를 맞는 편이 좋다고 생각합니다.

처음 주사를 맞으면 상당히 뻐근할 수도 있습니다. 흔치 않지만 약물 자체에 과민반응을 보이는 일도 있습니다. 대부분은 2~3일 이내에 가라앉으니 별로 걱정할 것 없지만, 통증이 점점 더 심해진다면 다음 진료까지 기다리지 말고 병원을 다시 방문하시기 바랍니다.

무릎 주변 힘줄과 인대 강화를 위한, 프롤로 주사

손상 초기에는 쉬거나 물리치료만 해도 좋아집니다. 소염제도 도움이 됩니다. 하지만 손상이 반복되면 힘줄은 북어처럼 푸석하게 변합니다. 이 상태가 되면 더 이상 일상적인 부하도 견디지 못하고 수시로 손상됩니다. 바로 '무릎이 이전 같지 않다'라고 느끼는 순간입니다. 이전 같았으면 전혀 통증을 일으키지 않았을 동작에도 무릎이 아프게 됩니다.

이렇게 예를 들어 볼까요? 천이 있습니다. 처음에는 광택이 나고 잘 찢어지지도 않고 튼튼합니다. 그런데 10~20년 쓰고 나면 어떻게 될까요? 딱 봐도 낡아 보이겠죠. 게다가 해져서 찢어지기도 쉬워집니다. 어쩌다 찢어져서 꿰매도 워낙 낡아 있으니 금방 옆자리가 또 찢어질 수밖에 없습니다. 이 경우에는 풀을 먹여서 천 자체를 튼튼하게 하면 덜 찢어지지 않을까라고 생각할 수 있습니다.

이 단계는 물리치료로는 역부족입니다. 물리치료는 직접적이라기보다는 간접적인 재생 효과입니다. 그렇다면 뭔가 다른 방법이 필요합니다. 그래서 나온 게 프롤로 치료입니다. 프롤로 치료야말로 낡은 천에 풀을 먹이는 방법과 유사합니다. 영어 이름을 따서 증식 치료(Proliferative Therapy)라고도 합니다. 무엇이 증식한다는 걸까요? 바로 퇴행성 변화가 생긴 힘줄, 인대 등 결합 조직의 새로운 세포를 증식시킨다는 뜻입니다. 낡은 세포는 없애고 증식된 새로운 세포가 대체한다는 개념이지요. 그런 면에서 크게는 '재생 치료'의 일종으로도 볼 수 있습니다.

프롤로 치료는 경화 치료(Sclerotherapy)라는 이름으로 1930년대에 처음 시작되었고 우리나라에서는 2000년대부터 널리 사용되었습니다. 그전까지만 해도 물리치료나 스테로이드 주사가 전부였던 정형외과 치료가 다양해지기 시작한 시기였습니다.

그럼 어떻게 증식(재생)시킬까요? 처음에 사용된 것은 고농도 포도당 용액이었습니다. 고농도의 포도당 용액을 뼈 부위에, 정확히는 인대, 힘줄이 뼈에 붙어 있는 부위에 주사하면 초기에는 오히려 염증 반응이 생기면서 일시적으로 더 아픕니다. 그 후 2~3일이 지나면서 급성 염증이 가라앉기 시작하면 힘줄, 인대에 새살이 돋으면서 좋아지죠.

하지만 한 번 주사를 맞는다고 얼마나 많은 양의 새살이 돋아날까요? 그래서 반복적으로 여러 번 주사가 필요한 경우가 많습니다. 게다가 중간에 다시 손상되면 그 재생 효과도 무의미해집니다. 그래서 보통은 아픈 부위에 더해 뼈 주위로 광범위하게 시술을 하고 1주 혹은 1달 간격으로 여러 번 때로는 10~20회까지 주사를 시행합니다. 그러다 보니 의사들은 생각하게 됩니다. '포도당 주사가 결국 재생을 유도하는 거라면 좀 더 강력한 재생 주사는 없을까?'라고 말이죠.

그래서 나온 것들이 PDRN, PRP, PDO, 줄기세포 요법입니다. 아직 확실치는 않아서 표준 방법으로 자리 잡지는 않았지만 포도당 주사보다는 효과적이었습니다.

① PDRN

PDRN은 연어의 정자에서 추출해 고열 처리하여 95% 이상 활성형으로 만든 DNA 추출 제제의 일종입니다. 뼈 조직의 재생과 성장을 촉진하며 상처 회복과 혈관 신생을 돕는 것으로 알려져 있습니다. 당뇨병성 족부 병변(당뇨발), 회춘 등을 도와 피부과 영역에서 먼저 사용했으며 골관절염 동물 모델에서도 좋은 결과를 나타냈습니다. 이런 결과에 고무되어 힘줄, 인대 부위 및 관절 내 주사를 통해 재생 효과를 기대하지만 효과가 극적인 것은 아니라서 아직은 일차 치료제보다는 기존 치료에 보완적으로 사용하고 있습니다. 태반도 비슷한 목적으로 사용됩니다.

② PRP

혈소판 풍부 혈장(Platelet Rich Plasma)의 줄임말입니다. 본인의 피를 뽑아서 원심분리한 후 혈소판을 농축시킨 혈장만을 추출하여 관절, 힘줄 부위에 주사하는 방법입니다. 혈소판은 피를 멎게 할 뿐만 아니라 손상된 조직을 회복시키는 성장 인자, 혈관 증식 인자가 포함되어 있습니다. 이 재생 효과를 이용해 보자는 개념인데, 본인의 피를 이용하므로 알레르기 반응 등 부작용이 없지만 다른 주사에 비해 주사 시 통증이 상당히 심한 단점이 있습니다.

③ PDO

녹는 봉합사의 일종인 생분해흡수사(PDO, Polydioxanone)를 이용한 매선 치료법으로, 힘줄 인대 부위에 사용하면 주성분인 콜라겐의 합성이 증가합니다. 따라서 힘줄 손상 부위에 정확히 적용만 한다면 다른 치료보다 효과가 좋았습니다. 하지만 관절이나 연골 부위에 적용하기는 어려운 단점이 있습니다.

④ 줄기세포 요법

여기서 좀 더 나은 효과를 보이지 않을까 하고 나온 것이 줄기세포 요법입니다. 나무의 줄기에서 가지, 잎 등 다양한 조직이 자라나듯 줄기란 말은 근본이 된다는 의미에서 왔습니다. 마찬가지로 인간의 혈액, 골수, 태반, 지방 조직에는 뼈, 근육, 연골 등 다양한 조직으로 분화할 수 있는 줄기세포(좀 더 정확히는 중간엽 줄기세포)가 있습니다.

이 줄기세포 요법에는 크게 나의 줄기세포를 이용하는 방법과 다른 사람의 줄기세포를 이용하는 방법이 있습니다. 대표적으로 다른 사람의 줄기세포를 이용하는 방법이 태반의 줄기세포를 모아 약으로 만들어 연골 재생에 쓸 수 있도록 만든 '제대혈 줄기세포 재생술'입니다. 이 방법은 주사로는 불가능하고 수술장에서 손상 부위에 직접 시술해야 합니다.

반면 나의 줄기세포를 이용하는 방법은 복부나 엉덩이에서 지방 세포를 채취하여 이 중에 줄기세포를 걸러낸 후 관절이나 힘줄 부위에 주사하는 방법입니다. 줄기세포 요법 역시 심한 관절염에는 사용할 수가 없으며 비용이 많이 들기 때문에 초기 무릎 문제들에 대해 일상적으로 적용하기는 어렵습니다.

주사가 싫다면,
충격파 치료

재생을 돕는 방법 중에 주사가 싫다면 충격파 치료도 있습니다. 충격파는 원래 신장의 돌(신장 결석)을 깨기 위해 사용하기 시작했습니다. 충격파에 이용되는 파장인 초음파는 몸에 해가 되지 않으며 특정 부위에 집중하면 돌을 깨는 역할을 하므로 초기에는 석회성 건염처럼 힘줄에 돌이 생기는 질환에 사용되었습니다. 힘줄에 돌이 생기는 것도 결국 힘줄 손상의 한 형태입니다. 그래서 다양한 힘줄 인대 문제에 충격파 치료를 사용하게 되었습니다. 아직 정확한 기전은 알려지지 않았지만 푸석해진 힘줄 부위를 제거하여 새살을 돋게 하는 역할을 하고 직접적인 통증 완화 효과도 있습니다.

보통 제일 아픈 부위에 젤을 바르고 시행하게 되는데 충격파도 집중형(Focusing type)과 방사형(Radial type)이 있어서 효과가 다릅니다. 보통 집중형은 힘줄 부위, 방사형은 근육 부위에 적용합니다. 담당의와 상의해서 본인의 문제에 맞는 방식을 선택하면 됩니다.

　충격파 치료의 가장 큰 문제는 통증입니다. 대개 뼈가 만져지는 부위에는 에너지가 모이므로 충격파를 가하면 더 아픕니다. 보통 1,000~2,000회 정도의 자극을 주는데, 시술받는 동안 주사와는 다른 유형의 통증을 느낍니다. 또한 에너지가 피부를 통해서 들어가므로 피부가 약한 환자는 피부가 벗겨지거나 피멍이 드는 예도 있습니다. 하지만 그 외의 특별한 부작용이 별로 없고 주사보다 검증되고 안전한 만성 통증 치료 방법입니다. 시술 후에는 곧바로 일상생활이 가능하며 보통 1~2주일에 한 번 간격으로 4~6회 정도 시행해야 효과를 볼 수 있습니다.

　사람에 따라 주사가 더 싫을 수도, 충격파가 더 싫을 수도 있으니 본인에게 맞는 방법을 선택하면 되겠습니다. 만약 둘 다 괜찮다면 프롤로 주사와 충격파 두 가지의 재생 기전이 다르니 두 가지 방법을 적절히 번갈아 가면서 시술하는 방법도 있습니다.

최후의 결정,
수술적 치료

결국, 이런저런 시술을 해도 통증이 지속하면 수술을 시행할 수밖에 없습니다. 수술이라고 하면 긴 흉터를 생각하며 망설일지도 모르겠습니다. 하지만 요즘 수술은 대부분 관절내시경(관절경)으로 시행하므로 너무 염려할 필요는 없습니다. 관절내시경은 위내시경처럼 관절 안쪽을 보면서 여러 가지 시술을 할 수 있도록 고안된 것으로, 가는 관처럼 생겼습니다. 보통 1cm 이내 2개 이상의 구멍을 통해 내시경을 삽입하므로 상처가 작고 회복이 빠릅니다.

관절내시경은 직접 들여다볼 수 있으므로 MRI보다 훨씬 더 정밀하게 진단하고 바로 그 자리에서 치료할 수 있습니다. 대장내시경에서

용종(폴립)을 바로 떼는 것과 비슷하다고 보면 됩니다. 관절경으로는 인대 재건술, 연골판 부분 절제술, 연골판 봉합술, 연골판 이식술, 연골 재생술, 미세 골절술 등 다양한 수술이 가능합니다.

① 인대 재건술

인대가 파열되거나 심하게 불안한 경우에 시술합니다. 일반적으로 무릎 양쪽 측부 인대는 봉합술을, 십자인대는 본인의 다른 부위 힘줄이나 다른 사람의 힘줄을 이용하는 재건술을 시행합니다. 4~6주간 목발과 보조기를 사용하며 3개월 이후 가벼운 운동도 할 수 있습니다.

② 연골판 부분 절제술 & 봉합술

연골판 부분 절제술과 봉합술은 말 그대로 내시경을 통해 손상된 연골판을 잘라내거나 봉합하는 수술을 말합니다. 가능하면 내 것을 살리는 것이 좋지만 찢어져 너덜거리는 반월상연골판이 관절연골을 긁거나 손상하는 경우는 어쩔 수 없이 문제가 되는 부분을 제거해야 합니다. 반대로 파열 면의 상태가 깨끗하면 봉합합니다. 절제술을 하면 대개 목발이 필요 없습니다. 봉합술을 하면 붙는 시간이 필요하므로 오히려 회복 시간이 오래 걸립니다. 그 부위에 체중이 실리지 않도록 1~2개월간 목발과 보호대가 필요하며, 수술 다음날부터 일상생활이 가능하지만 6개월 이상은 무리한 활동을 자제해야 합니다.

③ 연골판 이식술

연골판 이식술은 반월상연골판이 없거나 더이상 사용할 수 없는 경우에 타인의 반월상연골판을 이식하는 방법입니다. 봉합술과 비슷하게 이식 부위에 체중이 실리지 않도록 주의해야 합니다.

④ 연골 재생술

관절연골이 손상돼 없어지면 연골 재생술을 시행합니다. 연골 재생술에는 본인의 연골을 이용하는 방법과 다른 사람의 줄기세포를 이용하는 방법이 있습니다. 자가 연골 배양 이식술(ACI, Autologous Chondrocyte Implantation)은 관절경을 이용해 정상 연골을 채취한 후, 4~6주간 배양하여 부피를 늘려 다시 관절경을 통해 결손 부위에 이식하는 방법입니다. 연골 재생률이 높고 본인의 연골 세포를 사용하므로 거부 반응이 없다는 장점이 있지만 두 번 수술해야 하는 과정이 부담스러울 수 있습니다.

이 경우에는 다른 사람의 연골을 사용하거나 제대혈 줄기세포 연골 재생술을 시행합니다. 제대혈 시술은 태반(제대혈)에서 주로 근골격계로 분화되는 중간엽 줄기세포만을 분리하여 약으로 만든 치료제를 관절연골 결손 부위에 구멍을 내 투여합니다. 수술 시간은 짧고 거부 반응도 없지만 수술 후 6주까지는 부목, 목발을 사용해야 하고 약 값이 매우 비쌉니다.

⑤ 미세 골절술

연골이 없어진 부위의 뼈에 구멍을 여러 개 뚫으면 골수에 있는 피가 나오고, 이 핏속의 줄기세포가 연골을 만드는 방식입니다. 수술 후 8~12주가 지나면 연골 조직이 서서히 결손 부위를 채우는 모습이 보입니다. 새로운 연골은 원래 연골보다 약하기 때문에 연골이 차오를 때까지 1~2개월 동안 체중을 싣는 압력을 주지 않아야 합니다. 재생되는 정도가 항상 일정하지 않은 단점이 있으나, 내시경으로 가능하며 피부 절개 부위가 작고 비용이 적게 드는 것이 장점입니다. 2㎠ 이내의 비교적 작은 연골 손상에만 효과적입니다.

⑥ 근위 경골 절골술

관절염이 진행된 환자는 정면에서 보면 O자형 다리로 변형돼 있습니다. 이는 걸을 때 주로 무릎 안쪽으로 힘이 실리기 때문에 안쪽 연골이 먼저 닳기 때문입니다. 이로 인해 안쪽 관절 간격이 좁아지면서 더욱 안쪽으로 체중이 실리고 O자 변형은 점점 가속화됩니다. 이런 악순환을 끊기 위해 절골술을 통해 체중 부하를 외측으로 분산시키는 치료 방법입니다. 절골술은 뼈를 자르는 수술이라는 뜻이며, 아래쪽 정강뼈의 안쪽을 골절시켜 벌린 후 금속판과 나사로 고정합니다. 아무래도 인위적으로 골절하는 방법이다 보니 1~2개월 정도 목발이나 보조기를 사용해야 하며 2개월 후 일상생활이 가능합니다. 본인의 관절을 보존하며 휜 다리 교정으로 미용상 효과가 있지만 이미 퇴행성 관절염이 많이 진행된 경우에는 추천하지 않습니다.

⑦ 인공 무릎 관절 치환술

무릎 통증으로 인해 일상적인 생활도 어렵고 다른 방법으로도 통증이 조절되지 않을 때는 인공 관절 치환술을 합니다. 내측이나 외측 중 한 곳에만 관절염이 발생하면 부분 치환술을, 양측 모두에 관절염이 진행되거나 O자 다리 등 변형이 있으면 전치환술을 적용합니다.

수술 후 3~4일 정도 지나면 보행기를 써서 걸을 수 있고, 3~4주가 지나면 지팡이 없이 걸을 수 있습니다. 6개월~1년 후에는 가벼운 운동도 할 수 있습니다. 인공 관절의 수명은 대개 10~15년 정도지만 조심해서 쓰면 20년 이상도 갑니다.

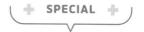

무릎 치료에 관한 궁금증 Q&A

Q. 뼈 주사는 무엇인가요?

A. 뼈 주사에 대해서는 두 가지 극단적인 시각이 존재합니다. '좋으니까 계속 놔달라'와 '몸에 해로운 거 아니에요?'입니다. 이런 시각을 갖게 된 데는 의사들의 책임도 있습니다.

뼈 주사는 이름처럼 뼈에 바로 찌르는 그런 주사는 아닙니다. 소염제의 일종인 스테로이드(보통 트리암시놀론)를 무릎 관절낭 안에 주사하는 것이 바로 뼈 주사입니다. 염증 완화 작용이 뛰어난 약물을 직접 관절 안에 주사하니 통증 완화 효과가 뛰어납니다.

하지만 이는 무릎이 근본적으로 나은 것이 아닙니다. 통증을 일으킨 근본적인 손상은 호전되지 않은 채 그대로 남아 있습니다. 따라서 무릎 재활을 시행하지 않으면 결국 다시 아픕니다. 게다가 두 번째부터는 첫 번째 주사만큼 효과가 극적이지 않습니다. 맞을 때마다 점점 행복한 시간은 짧아지게 됩니다. 그러다 보니 올 때마다 이 주사를 놔 달라고 하는 분들이 있습니다. 이 상황이 가장 문제인 것입니다.

어쨌거나 이렇게 초기 효과가 극적이다 보니 남용되는 경우도 많습니다. 비전문가들이 약침이라는 이름으로 이 약을 주사하는 예도 있었습니다. 트리암시놀론의 경우 주사약이 투명하지 않고 불투명한 흰색이니 잘 확인하고 맞아야겠습니다.

그럼 얼마나 자주 맞아도 될까요? 아무리 통증이 심해도 한 분기, 혹은 반년에 한 번까지만 맞아야 합니다. 그 이상 자주 맞으면 연골 손상이 오히려 더 심해진다는 보고가 있습니다.

물론 뼈 주사가 유용한 때도 있습니다. 아주 전문적인 영역이므로 담당의와 잘 상의해서 그 효과가 부작용보다 훨씬 많을 때, 단발성으로 맞는 것이 좋습니다. 특히 뼈 주사를 맞을 때는 더더욱 초음파를 이용하여 정확한 부위에 주사해야 약물을 최소한으로 사용하면서 효과는 극대화할 수 있습니다.

Q. 무릎의 물은 빼야 하나요?

A. 앞에서도 설명했지만, 무릎이 부으면 뻑뻑하고 움직이기가 어렵습니다. 초음파로 보면(p.136 [그림 4.1] 참조) 검은색으로 보이는 관절 윤활액이 가득 차 있는 것을 볼 수 있습니다. 물이 차서 불편하니 빼는 게

맞을 것 같습니다. 실제로 그럴까요?

이전에는 물이 많이 차 있으면 빼는 게 정석이었습니다. 하지만 빼도 금방 다시 차는 일이 많다 보니 굳이 안 빼도 되는 쪽으로 바뀌었습니다. 왜 그럴까요? 바로 물이 차는 근본적인 문제, 즉 관절막염증, 연골 손상, 인대 손상 등이 해결되지 않았기 때문입니다.

따라서 무릎 부종으로 인한 통증, 불편이 견딜 수 없을 정도로 심한 경우에만 물을 빼서 증상을 완화하되 다시 붓지 않도록 압박붕대나 보호대 등을 적용하고 소염제나 물리치료, 연골 주사 때로는 뼈 주사까지 근본적인 치료를 병행하는 게 좋습니다. 무조건 빼는 게 좋다더라, 혹은 나쁘다더라, 이런 식의 극단적인 접근은 바람직하지 않습니다.

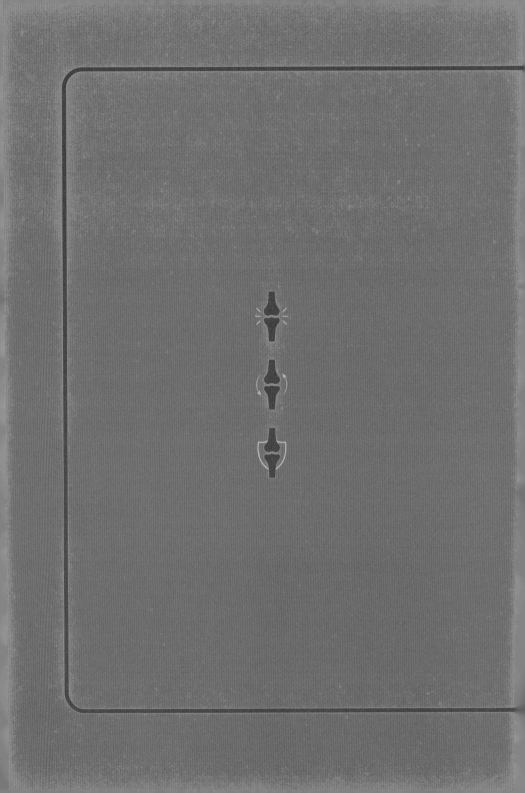

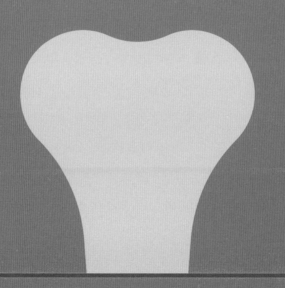

PART 5

무릎 관리 매뉴얼 3단계
- 강화 Reinforcement

백 세까지 걸을 수 있는 무릎 트레이닝을 시작하라!

무릎 통증을 줄이는 운동의 2가지 원칙

운동할 때는 목적이 명확해야 효과를 거둘 수 있습니다. 이 책에서 제시하는 목표는 명확합니다. 통증을 줄이고 재발하지 않는 건강한 무릎 만들기!

그럼 애초에 무릎은 왜 손상됐을까요? 대개는 건강을 챙기려고 혹은 체중 감량을 위해 안 하던 운동을 시작하거나, 즐거움에 시작한 운동을 오래 계속하다 보니 통증이 생긴 것입니다. 여기서 처음 목적에 주목할 필요가 있습니다. '건강을 챙기려고', '살 빼려고', '즐거워서'. 이세 가지의 목적과 '무릎 통증 줄이기'라는 목적을 위한 운동은 너무도 다릅니다. 하지만 많은 사람이 무릎 통증을 줄이는 운동을 시작했다가도 약을 먹거나 치료를 받아 일단 통증이 사라지면 원래 하던대로 돌아가 버립니다. 아무래도 치료 목적의 운동이 즐겁기 위한 운동보다는 재미도 없고 지루하기 때문이죠.

무릎 통증을 줄이는 운동의 첫 번째 원칙은 더는 무릎이 손상되지 않는 운동이어야 한다는 점입니다. 아무리 세상에서 제일 좋은 운동이라고 매스컴에서 떠들어도 나의 무릎 통증이 악화한다면 그것은 무릎을 위한 운동이 될 수 없습니다.

두 번째는 무릎 주변의 안정성이 높아지는 운동이어야 합니다. 그래서 같은 강도의 운동에도 손상되지 않는 몸을 만들어야 합니다. 통증만 없어진 상태로 좋아하는 운동을 다시 하면 금방 다시 통증을 느끼게 될 것입니다. 이를 방지하려면 무릎 주변의 근육, 힘줄을 강화하고 이것이 어느 정도 수준을 넘어섰을 때 복귀하는 것입니다. 십자인대를 다친 축구선수가 수술이 잘 되었음에도 왜 바로 복귀하지 않고 기나긴 재활을 거쳐 복귀하는지 생각해보면 알 수 있습니다.

이러한 점들을 염두에 두고 백 세까지 건강하게 사용할 수 있는 튼튼한 무릎을 만드는 운동을 소개합니다. 앞서 말했듯 운동을 시작하기에 앞서 제일 중요한 것은 '왜(Why)'하는가입니다. 그다음은 나머지 육하원칙에 따라 살펴보겠습니다.

Why

왜 이 운동을 하는가? :
목표 설정하기

사실 무릎에 좋은 운동들이 이미 많이 알려져 있습니다. 하지만 각자의 '목표(Why)'에 맞춰 꾸준히 해야 한다는 사실을 도외시한 채 특별한 '무엇(What)'만을 찾습니다. 하지만 '무엇'만 가지고는 부족합니다. 같은 약재도 언제, 어떻게 쓰느냐에 따라 독이 될 수도 있고 약이 될수도 있습니다. 보툴리눔 독소는 식중독을 일으켜 신경마비를 유발하는 무서운 독이었으나 현재는 보톡스로 개발되어 얼굴을 팽팽하게 유지하는 데 도움이 되고 있듯이 말이죠.

운동도 마찬가지입니다. '운동'이라는 포괄적인 용어, '스쾃'이라는 특정 운동을 나타내는 용어, 모두 그 단어만으로는 건강에 미치는 효과를 한마디로 정의하기 어렵습니다. 그보다 더 중요한 점은 현재 내 상태에 해로운 운동을 골라내는 데 있다고 말하고 싶습니다. 그리고 또 하나 중요한 것은 나쁜 운동을 제외하고 선택한 운동을 언제, 어떻게, 안 질리고 꾸준히 할 수 있는가입니다.

여기서 소개할 운동은 특별한 것이 아닐 수 있습니다. 그저 목적에 맞고, 쉽고 꾸준히 할 수 있는 운동을 선정해, 이 흔한 운동이 우리 몸에 손상을 주지 않고 도움이 되려면 어떻게 해야 하는지를 강조하고 싶은 것입니다.

어떤 운동을 할지는 목표가 어떤 것인지에 달렸으므로 목표가 분명하지 않으면 결과도 불분명할 수밖에 없습니다. 건강한 무릎을 유지하는 것과 특정 운동을 잘하는 것은 목표가 다르므로 이를 이루기 위한 운동도, 방법도 완전히 다를 수밖에 없습니다. 운동도 잘하고 건강도 얻는 일거양득의 목표를 단 하나의 운동, 그것도 무엇을 할지만 결정하여 달성한다는 것은 거의 불가능합니다.

무릎 운동의 목표는 통증 완화(제거 단계의 운동)와 통증 예방(강화 단계의 운동)이며, 이를 이루기 위한 세부 목표는 무릎 주변 근육의 근력 강화, 근육 비대, 근지구력 향상, 유연성 증대, 체지방 감량 등으로 설정할 수 있습니다. 각각을 이루기 위한 방법은 다르겠지만 운동선수가 아닌 일반인에게 가장 중요한 것은 근지구력입니다. 목표에 따른 운동의 정확하고 자세한 방법은 뒤에서 다시 설명하겠습니다.

누가 운동을 하는가? : 나의 상태 체크하기

'누가'라고 하면 '누구긴 누구야? 나지'라고 하실지도 모르겠습니다. 하지만 적어도 운동에 대해서라면 '오늘의 나는 과거가 쌓인 나'라고 말씀드리고 싶습니다. 이 말의 다른 의미는 어제와 오늘의 나는 다를 수 있다는 점입니다.

그래서 30대와 60대가 해야 할 운동이 다른 것입니다. 30년을 멀찍이 놓으니 당연한 것처럼 들리지만 우리 몸의 컨디션은 시시각각 변합니다. 오늘 내 몸의 컨디션이 좋다면 어제까지 아팠던 무릎이 다소 심한 운동을 해도 아프지 않을 수 있습니다. 반대로 어제 야근을 하거나 과음을 했다면 오늘 1km를 걷는 것도 힘들 수 있습니다.

이렇듯 컨디션을 고려하지 않고 '할당량 맞추기'식으로 운동하면 반드시 탈이 나게 되어 있습니다. 컨디션이 좋을 때는 운동량을 좀 늘려 힘들 때도 견딜 수 있는 몸을 만드는 강화 운동을 해야 할 때이며, 컨디션이 나쁠 때는 운동량을 대폭 줄이거나 과감하게 건너뛰는 제거를 해야 합니다. 하지만 너무 많은 사람이 '하루에 러닝머신 4km 뛰기'처럼 '할당량 맞추기' 운동을 하곤 합니다.

무릎의 상태에 따라서 과거의 나는 마라톤을 완주하고 북한산 정상을 뛰어 올라갔던 때가 있을지라도, 현재의 나는 계단만 조금 올라도 아픈 것이 현실일 수 있습니다. 당장 운동하는 지금의 내 컨디션에 맞춰 운동의 목적(무릎 통증 완화)과 모든 운동 처방의 요소(운동 종류, 강도, 빈도, 시간)를 선택해야 합니다.

When
언제 운동을 해야 할까? : 나의 통증 체크하기

'언제(When)'는 '누가(Who)'와 일맥상통하는 부분이 있습니다. 과연 언제 운동을 해야 할까요?

통증이 있다고 하면 흔히 이렇게 말하곤 합니다. "운동해야지. 운동을 안 해서 그래." 마찬가지로 무릎이 아프다고 하면 운동을 안 해서 그렇다며 등산이라도 해보라는 사람들이 많습니다. 실제로 그런 말을 듣고 병원에 오는 분들이 꽤 있습니다. 원인에 대한 진단은 둘째 치고, 과연 이 환자는 지금이 운동해야 할 시기일까요?

여기서도 큰 원칙이 있습니다. 급성기 염증이 심할 때는 절대 운동하지 않습니다. 염증이 줄어들기 시작하면 스트레칭부터 시작해 굳은 관절의 운동 범위를 확보하고 이후에 안정성을 강화하기 위한 근력 운동을 합니다. 앞에서 말한 '그럼 운동해야지'는 맨 마지막 단계에 해당하는 것입니다. 즉, 그 말 자체가 틀리지는 않지만 '언제'가 틀렸다는 것입니다.

염증은 몸에 불이 난 것과 같다고 말씀드렸습니다. 근력을 강화하고 무너지지 않게 만드는 운동은 튼튼한 집을 만드는 것과 같습니다. 지금 집에 불났는데 기둥 보강 공사를 한다고 문제가 해결될까요?

따라서 '언제'라는 것은 지금 나의 상태가 염증이 심한 시기인지, 재생기인지, 성숙기인지에 맞춰야 한다는 것입니다. 몸이 정상일 때 최고의 무릎을 만들었던 운동이, 때로는 시기를 잘못 선택해 무릎을 완전히 망가뜨리기도 합니다.

어디서 운동을 해야 할까? : 실내에서 야외로

어디서 운동을 해야 할지는 비교적 간단합니다. 상태가 나쁘면 통제된 상황에서 해야 할 것이고, 좋다면 더 자유로운 곳에서 할 수 있습니다. 혼자 운동하기가 어렵고 처음에 정확한 치료적 운동을 배우려면 병원에서 단기간 도수 치료를 이용하는 것도 좋습니다. 오버 트레이닝을 방지하고 치료사에게 정확한 동작을 익힐 수 있기 때문입니다.

손상돼 통증이 있는 상태나 통증이 없더라도 덜 회복한 단계라면 먼저 집이나 스포츠 센터를 이용하는 것이 좋습니다. 이때는 섣불리 야외에서 운동하기보다는 스포츠 센터의 트레드밀(러닝머신)이나 근력 운동용 머신을 이용하는 것이 안전합니다. 덤벨, 바벨을 이용하는 프리 웨이트는 갑자기 힘이 빠졌을 때 잡아주는 장치가 없어서 위험할 수 있습니다. 생각보다 무겁거나 빨리 지쳤을 때 얼른 도구를 내려놓을 수 있는 머신을 사용하는 것이 좋습니다.

아무래도 야외는 여러 가지 변수가 있습니다. 걷기만 해도 길이 평탄하지 않을 수 있고, 손상돼 감각이 떨어져 있으므로 돌부리에 걸리면 넘어지기 쉽습니다. 또한 오르막이나 내리막이 있을 수도 있으며, 어쩔 수 없이 계단을 올라야 하는 일도 있습니다.

실내 운동으로 어느 정도 자신감이 생기면 실외로 나와서 운동하는 것도 좋습니다. 돌발 상황에도 안전한 아파트 단지나 공원 내 워킹을 추천합니다. 강도를 올리면서 자신감이 생기면 비로소 야외 등산이나 시합에 참여할 수 있습니다.

나이가 들수록 외상은 치명적입니다. 특히 겨울철에는 야외 운동을 각별히 조심해야 합니다. 반대로 나이가 들었다고 집안에만 있거나 익숙한 길만 다닐 수는 없는 노릇이니 아직 정상일 때 낙상 같은 돌발 변수를 대비해 근력을 더 키워두고 균형잡기 연습도 많이 해야 합니다. 안 그러면 살짝 미끄러지기만 해도 기능이 확 줄어들며 어쩔 수 없이 집에만 있어야 하는 일이 생깁니다. 높은 연령대에서 흔히 생기는 고관절 골절의 1년 사망률이 10%로 웬만한 암보다 높다는 점은 시사하는 바가 큽니다.

어떤 운동을 어떻게 해야 할까? : 무릎 기초 트레이닝

'무엇(What)'이 운동 처방 4요소인 FITT(Frequency 빈도, Intensity 강도, Type 종류, Time 지속 시간) 중에서 종류를 말하는 것이라면 '어떻게(How)'는 그 외의 빈도, 강도, 지속 시간 및 FITT 과정 전체의 수정·변경(Progression, 진행)이라고 말할 수 있습니다.

무릎 통증이 한 번이라도 있었던 사람에게 좋은 운동이란 '무릎이 손상되지 않으면서 점진적으로 무릎 주변을 강화하는 운동'이라고 정의할 수 있습니다. 먼저 다른 운동의 육하원칙에 크게 구애받지 않으면서 할 수 있는 재건 단계의 기초 운동 위주로 선정해 보았습니다. 이 운동을 할 때 주의해야 할 점과 방법을 중점으로 설명하겠습니다.

평지 걷기

Walking

걷기는 무릎뿐만 아니라 허리의 근력을 강화하고, 나아가서는 스트레스와 우울감을 완화하여 심리적 회복력까지 높일 수 있는 가장 단순하지만 가장 좋은 운동입니다. 인간의 몸은 원시 시대부터 걷기에 최적화된 몸으로 변해 왔습니다. 따라서 그 어떤 운동보다도 걷기를 추천합니다. 주의할 점은 '평지'를 걸어야 한다는 점입니다. 가능하면 익숙한 곳이 부담이 없습니다. 번잡한 대로변 인도나 차로는 추천하지 않습니다.

만약 평지를 걷는데도 무릎이 아프다면 보호대나 쿠션감이 좋은 신발, 그리고 딱딱하지 않은 바닥을 걷고, 그래도 아프다면 운동하지 말고 무조건 쉬거나 정형외과에서 진단을 받아봐야 합니다.

속도는 통증이 없는 한도 내에서 조금 빠른 듯하게 걷는 것이 좋습니다. 미국 델라웨어 대학 연구에 따르면 무릎 관절염 환자가 하루에 5분씩 분당 100보 이상의 속도로 다소 빠르게 걸으면 인공 관절 수술을 받을 가능성이 16% 낮아진다고 합니다. 하지만 산책 수준의 가벼운 걷기는 이러한 효과가 없었습니다.

실내 자전거

Exercise Bike

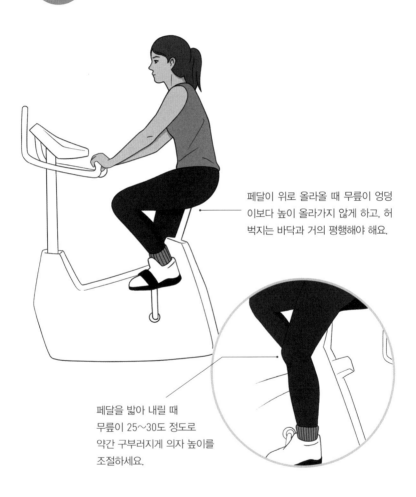

페달이 위로 올라올 때 무릎이 엉덩이보다 높이 올라가지 않게 하고, 허벅지는 바닥과 거의 평행해야 해요.

페달을 밟아 내릴 때
무릎이 25~30도 정도로
약간 구부러지게 의자 높이를
조절하세요.

실내 자전거는 가벼운 통증이 있는 상황에서도 할 수 있는 좋은 운동입니다. 그래서 수술 후 초기 근력 강화 운동에 포함된 항목이기도 합니다.

안전하게 실내 자전거를 타기 위해서 가장 중요한 것은 의자의 높이 조절입니다. 그림처럼 의자에 앉아서 페달을 밟았을 때 무릎이 약간(25~30도) 구부러진 상태여야 하며(원 안의 그림), 페달이 올라온 쪽 무릎은 엉덩이 높이 정도에 있으면서 허벅지가 바닥과 평행해야 합니다(왼쪽 그림). 기준에 엄격하게 맞지 않더라도 의자에 앉은 느낌이 편안하도록 조절하는 것 또한 중요합니다.

만약 의자가 너무 낮다면 페달이 올라왔을 때 무릎이 엉덩이보다 높고 무릎도 많이 구부러집니다. 이 경우 아래로 발을 굴릴 때 무릎 관절에 압박이 가해져 손상될 수 있습니다. 반대로 의자가 너무 높으면 발이 닿지 않는 느낌이 들면서 그 방향으로 엉덩이가 기울어질 수 있고 이렇게 계속 타면 무릎뿐 아니라 허리의 통증도 유발할 수 있습니다.

몸통의 위치는 앞으로 약간 기울어질 수 있으나 완전히 굽히면 안 되며 양팔과 몸통이 약 90도나 90도 이하일 때 이상적입니다.

페달의 속도는 분당 회전수(RPM)로 측정하는데 추천하는 속도는 분당 60~100회 정도입니다. 즉 초당 1회에서 2회에 약간 못 미치는 정도의 속도입니다. 일반적인 고정식 실내 자전거는 페달의 강도만 조절하게 되어 있는데 여기서 회전수는 최대한 열심히 페달링할 때의 속도입니다.

페달의 강도를 너무 세게 해서 페달링의 속도가 분당 60회 미만으로 천천히 돌리면 근육에 실리는 부하가 커져 젖산 축적으로 인한 피로가 오게 되고, 반대로 페달링의 속도가 너무 빠르면 상체 흔들림을 막기 위해 근육이 더 많이 움직여야 해서 다리에 쓰일 에너지를 낭비하게 됩니다.

유산소 운동이 목적이라면 20~30분 이상 저강도로 타야겠지만 허벅지 근육 강화가 목적이라면 85~100RPM 정도의 강도로 3분 정도만 타도 좋습니다. 근력이 발달하여 같은 페달 강도에서 100RPM이 넘어가면 페달 강도를 올리면 됩니다.

걷기 대비 실내 자전거의 최대 장점 중 하나는 체중이 무릎이 아니라 안장에 실리기 때문에 특히 과체중인 사람이 효과적으로 유산소 운동을 할 수 있다는 점입니다. 허벅지, 볼기 부위 등 큰 근육에 자극을 주어 근육량을 증가시킬 수 있습니다. 하지만 운동을 전혀 하지 않은 심각한 체력 저하자는 다리가 금세 피곤해져 적당한 시간 동안 운동을 지속할 수 없는 단점도 있습니다.

스포츠 센터에 가보면 등받이가 있어 기대어 탈 수 있는 자전거가 있습니다. 이 기구는 허리를 지지해줘 운동하는 사람이 자세를 유지하느라 근육을 쓸 필요가 없습니다. 따라서 체력이 허약한 사람이나 과체중, 요통이 있는 사람 등이 효과적으로 이용할 수 있습니다.

문틀 잡고 스쾃

Sit-back Squat

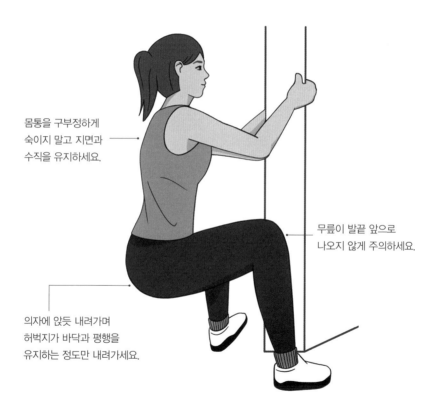

몸통을 구부정하게
숙이지 말고 지면과
수직을 유지하세요.

무릎이 발끝 앞으로
나오지 않게 주의하세요.

의자에 앉듯 내려가며
허벅지가 바닥과 평행을
유지하는 정도만 내려가세요.

일반적으로 가장 추천하는 운동이 '문틀 잡고 스쾃'입니다. 이미 운동으로 단련된 분들은 기본 스쾃을 하면 되지만, 허리가 약한 사람, 무릎을 평소보다 조금만 더 굽히면 통증이 악화할 환자, 스쾃이 처음인 40대 이상 혹은 예전에 무릎이 아팠던 분에게는 추천하기가 어렵습니다.

하지만 이 운동은 집이나 사무실에서도 할 수 있고 문틀을 잡은 손으로 몸통이 내려가는 정도를 조절할 수 있으므로 비교적 안전합니다. 문틀을 잡지 않고 살짝 손을 대는 수준으로만 하면 허벅지 근육에 상당한 자극을 가할 수 있어 기본 스쾃 못지않은 효과를 볼 수 있습니다.

운동 방법은 기본 스쾃과 유사한데 문틀을 잡고 서 있다가 그림처럼 의자에 앉듯 그대로 내려갔다가 다시 일어섭니다. 손이 문틀을 잡고 있으므로 넘어지지 않기 위해 몸을 앞으로 기울여야 하는 기본 스쾃과 달리 몸을 꼿꼿이 세우고 내려갈 수 있습니다. 이렇게 하면 한참 내려간 것 같은데도 무릎이 90도까지 굽혀지지 않습니다.

빨리 반복하는 것보다는 내려갈 때 올라갈 때 마음속으로 '하나, 둘, 셋, 하나, 둘, 셋'을 외치며 천천히 시행합니다. 또한, 내려갈 때는 힘을 빼고 중력의 영향으로 툭 떨어지듯 내려가면 안 되고, 허벅지에 힘이 들어가는 것을 느끼며 내려가고 올라갈 때도 같은 속도로 천천히 올라와야 허벅지에 충분한 자극을 줄 수 있습니다.

또한 최저점, 최고점에서 멈추지 말고 할 수 있을 때까지 연속적으로 시행하여 1세트당 30~50회 반복하는데, 그동안 허벅지에는 계속 힘이 들어가고 있어야 합니다. 할 수 있다면 횟수를 꾸준히 늘려가길 바랍니다. 최대 반복 횟수를 2~3세트 정도 시행하면 됩니다. 문틀 잡고 스쾃은 근력 강화보다는 근지구력 운동에 가까우므로 주 2~3회 이상 해도 됩니다.

무릎을 90도 이상 과도하게 굽히지 않는 것이 좋고 하퇴(정강이)는 바닥과 수직 상태를 유지해야 합니다. 또한, 발을 깊숙이 두어 몸통이 최대로 내려갈 때 무릎이 발끝에서 수직으로 그은 가상의 선을 넘어가지 않아야 합니다.

이 운동 자체를 처음 할 때는 무릎을 45~60도까지만 굽히고 숙련된 후 점차 깊게 앉아서 80~90도까지 늘려가길 바랍니다. 물론 통증이 있다면 각도를 줄이거나 중단하는 것이 좋습니다. 관절염으로 진단받은 환자만 아니면 이것만으로도 충분히 건강한 무릎을 얻을 수 있습니다.

벽에 기대고 스쾃

Wall Slide

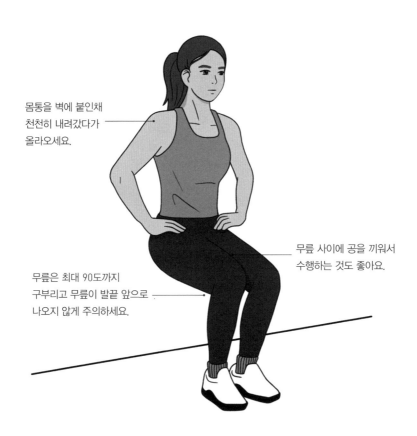

몸통을 벽에 붙인채
천천히 내려갔다가
올라오세요.

무릎 사이에 공을 끼워서
수행하는 것도 좋아요.

무릎은 최대 90도까지
구부리고 무릎이 발끝 앞으로
나오지 않게 주의하세요.

앞서 문틀 잡고 스콧이 좋은 운동이라고 소개했지만, 일시적이든 만성적이든 무릎 상태가 이를 시행하기 어려울 때가 있습니다. 그 경우에는 무릎에 가해지는 부담을 더욱 줄인 '벽에 기대고 스콧'을 추천합니다.

이 운동은 벽으로부터 30cm 정도 떨어져서 기대어 선 후 처음에는 45~60도까지 통증이 없는 범위 내에서 스콧을 시행하고, 익숙해지면 90도까지 굽히고 5초간 정지한 후 다시 무릎을 펴면서 올라가는 것입니다. 나머지 방법은 문틀 잡고 스콧과 비슷합니다.

허벅지 위치를 유지하고 주변 근육에 자극을 주기 위해서 공이나 베개를 양 무릎에 사이 끼고 시행하기도 합니다. 이 운동은 허벅지의 근력이 너무 약할 때 초기에 근력을 키우거나 일시적으로 관절염이 심해졌을 때 시행하면 좋습니다.

혹시 벽에 기대고 스콧이 어렵다면 올라갔다 내려가는 동작은 하지 말고 왼쪽 그림처럼 벽에 기댄 자세를 유지하되, 시간을 최대 3분까지 늘려갑니다. 이 운동을 허공에 앉아 있다고 해서 에어 벤치(Air Bench)라고 부릅니다. 3분씩 3세트가 가능해지면 그 후에 벽에 기대고 스콧을 진행합니다.

의자에 앉아서 허벅지 운동

Quadriceps Setting(Q-setting)

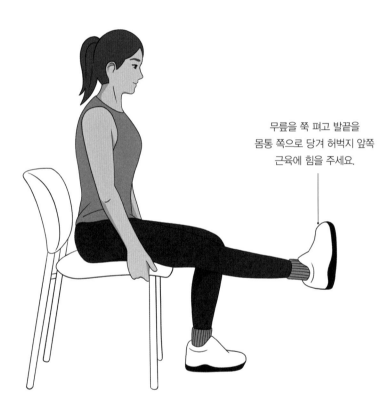

무릎을 쭉 펴고 발끝을
몸통 쪽으로 당겨 허벅지 앞쪽
근육에 힘을 주세요.

무릎에 가장 부담이 없는 초기 근력 강화 운동으로, 대퇴사두근 강화 운동, 일명 '큐 세팅'이라고도 합니다. 무릎을 굽히는 동작을 통증 때문에 거의 할 수 없을 때 시행합니다. 이 운동은 수술 후 관절을 쓸 준비가 되면 바로 시행하는 초기 근력 강화 운동이기도 합니다.

운동 방법은 의자에 앉아서 운동하고자 하는 다리의 무릎을 완전히 펴고 발끝을 몸통 쪽으로 당긴 후 허벅지 앞쪽 근육에 힘을 주고 10을 셉니다. 이때 허벅지로 의자를 누르는 느낌으로 하면 좀 더 근육에 자극을 줄 수 있으며 얼굴에 열이 오를 정도로 힘을 줘야 제대로 운동이 됩니다.

양측 무릎을 번갈아 가면서 하루에 50~100회 정도 매일 시행합니다. 허벅지에 힘이 없고 무릎 통증이 심한 초기 단계의 재활 치료에 적합한 운동입니다.

무릎 스트레칭

무릎은 스트레칭이 필수적인 관절은 아닙니다. 하지만 무릎에 염증이 생긴 후라면 무릎 주변 조직이 굳을 수 있고 이 상태로 운동을 하면 손상될 가능성이 커지므로, 통증이 있고 난 후 뻣뻣한 부위가 있다면 선별적으로 시행하는 것이 좋습니다.

모든 스트레칭은 30~60초 이상 유지하며 충분히 늘린 후 2~3회 반복합니다. 여기서 주의할 점은 모두 정적 스트레칭이므로 천천히 지긋이 시행해야 한다는 점입니다. 반동을 주면서 하는 스트레칭은 워밍업이 안 된 준비 운동 단계에서 무리하게 시행할 경우 근육이 손상될 수 있습니다.

특히 추운 날 몸이 데워지지 않은 상태에서 준비 운동 삼아 억지로 늘리는 것은 좋지 않습니다. 그보다는 준비 운동은 가볍게 유산소 운동으로 하고 본 운동이 끝난 후에 몸이 충분히 데워진 상태에서 스트레칭으로 마무리하는 것이 더 효과적입니다.

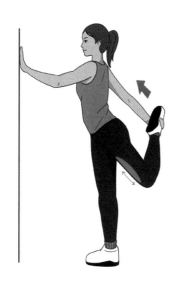

① 대퇴사두근 스트레칭

허벅지 앞쪽 대퇴사두근을 늘리는 스트레칭입니다. 서서 스트레칭하고 싶은 다리의 반대 손으로 벽을 잡아 균형을 잡은 다음, 스트레칭하려는 다리의 발목을 잡고 엉덩이 쪽으로 당깁니다. 이때 잘 안 된다고 허리를 꼬거나 아치를 만들면 안 됩니다. 무릎을 많이 굽히는 동작이므로 통증이 전혀 없을 때만 시행합니다.

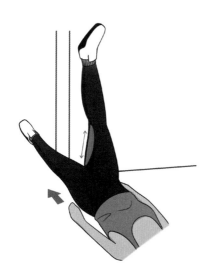

② 누워서 햄스트링 스트레칭

허벅지 뒤쪽 근육인 햄스트링을 늘리는 스트레칭입니다. 똑바로 누워서 스트레칭하고자 하는 다리를 올려 문틀에 갖다 대고 반대 다리를 문틀 쪽으로 움직이면 허벅지 뒤쪽이 당겨지며 스트레칭됩니다.

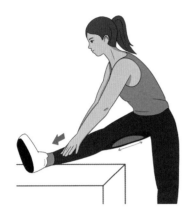

③ 서서 햄스트링 스트레칭

50cm 정도 되는 낮은 테이블에 스트레칭하고자 하는 다리를 올리고 몸통 전체를 앞으로 기울입니다. 이때 어깨나 머리가 앞으로 가면 허벅지 뒤편 대신 허리가 스트레칭 됩니다. 허리가 아픈 사람에게는 추천하지 않는 방법입니다.

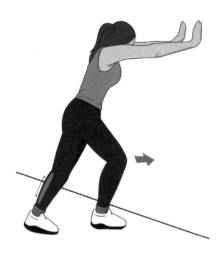

④ 종아리 스트레칭

벽을 마주 보고 서서 스트레칭하려는 다리는 뒤로 하고 반대편 무릎을 앞에 둔 다음에 몸을 앞으로 기울이면 종아리 뒤편이 당기는 느낌이 납니다. 이때 발바닥 전체가 바닥에 닿아 있어야 하며 스트레칭하려는 다리의 발끝을 약간 안쪽으로 돌려주면 스트레칭하기 쉽습니다.

⑤ 고관절 내전근 스트레칭

무릎 안쪽 거위발건염 혹은 윤활주머니염(내측 힘줄염)이 있을 때 이를 늘리기 위해 시행합니다. 바로 누워서 발을 어깨너비로 띄우고 바닥에 닿게 유지한 채로 무릎을 벌리면 허벅지 안쪽이 당겨지며 스트레칭됩니다.

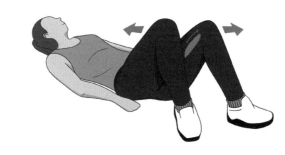

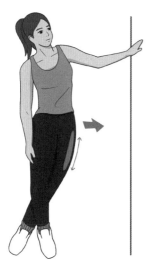

⑥ 장경인대 스트레칭

장경인대염이 있을 때 허벅지 바깥 옆쪽을 스트레칭하기 위한 방법입니다. 스트레칭하고자 하는 다리를 벽 쪽으로 두고 옆으로 서서 손으로 벽을 지지한 후, 반대 다리를 스트레칭하려는 다리 앞으로 꼬아 벽 방향으로 엉덩이를 기울입니다.

⑦ 슬개골 가동

무릎 앞쪽에 통증이 있을 때 합니다. 바닥에 앉아 아픈 다리를 앞쪽으로 뻗은 후 양측 엄지, 검지로 슬개골을 감싼 후 최대한 발 쪽으로 밀어 10초간 유지한 후 제자리로 옵니다. 다음으로 최대한 몸통 쪽으로 밀어서 10초간 유지합니다. 마지막으로 안쪽 바깥쪽으로 밀어 각각 10초간 유지하며 이를 약 5회 정도 반복합니다.

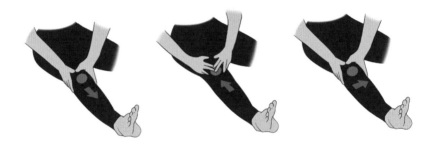

어떤 운동을 어떻게 해야 할까? : 무릎 강화 트레이닝

이번에는 강화 단계의 운동을 설명하고자 합니다. 초기 재활 운동은 근력 강화보다는 스트레칭과 근지구력을 강화하는 가벼운 중량 운동을 많이 반복하는 식으로 운동합니다. 하지만 몸이 회복되어 본격적으로 건강한 무릎을 만드는 과정에서는 근육량 증가 및 근력 강화가 필수적입니다. 이를 위해서는 소위 웨이트 트레이닝으로 알려진 저항 운동이 필요합니다. 저항(덤벨 무게)을 이겨내면서 근력도 키우고 근육도 발달하기 때문입니다.

제일 먼저 결정해야 할 것은 운동 강도일 것입니다. 사실 운동 강도를 높이면, 즉 중량을 많이 들면 운동 시간은 짧고 휴식 시간을 길게 두어야 하니 저절로 다른 요소들이 결정되는 측면이 있습니다. 따라서 강도(Intensity) 위주로 설명하겠습니다.

저항 운동에서 먼저 알아야 할 것은 '목표'에 따라서 운동 강도가 조금씩 달라진다는 사실입니다. 저항 운동으로 달성하고자 하는 목표는 크게 근력 강화, 근육 발달(근비대), 근지구력 증대 이렇게 세 가지로 나뉩니다.

무릎 통증이 있을 때, 혹은 통증에서 회복한 지 얼마 안 되었을 때는 무조건 근지구력 증대 운동만 해야 합니다. 여기서 지구력은 반복 동작을 해낼 수 있는 능력이라고 보면 됩니다. 흔히 근육 발달과 근력 강화는 정비례한다고 생각하기 쉽습니다. 전반적으로 비슷한 경향을 띠지만 엄밀하게는 다른 목표입니다. 실제로 근력을 강화하려면 좀 더 무거운 무게를 들어야 하고 근육이 발달하려면 이보다 조금 더 가벼운 무게로 더 많이 반복하는 것이 유리합니다. 아래의 표를 보면 훈련 목표별로 어떻게 운동해야 하는지 알 수 있습니다.

훈련 목표	부하(%, 1RM)	목표 반복 횟수	세트	휴식 시간
근력 (Strength)	≥ 85	≤ 6	2~6	2~5분
근비대 (Hypertrophy)	67~85	6~12	3~6	30~90초
근지구력 (Muscular endurance)	≤ 67	≥ 12	2~3	30초

운동 강도란 결국 부하(덤벨 무게)를 어느 정도로 주느냐라고 할 수

있는데 보통 '최대로 들 수 있는 무게의 몇 %'를 '몇 회 반복'할 수 있는지로 결정합니다. 무게가 늘어나면 당연히 반복할 수 있는 횟수가 줄어듭니다. 예를 들어 10번 들고 나서 도저히 더는 할 수 없는 무게를 10RM(Repeitition Maximum), 5번 이상 들 수 없으면 5RM, 딱 1번 들고 나면 도저히 들 수 없는 최대 무게를 1RM이라고 합니다. 운동 부하는 1RM의 몇 % 정도인지로 표시합니다. 대강 1RM의 85% 무게는 6번 정도 반복할 수 있으며, 1RM의 67% 무게는 12번 정도 반복할 수 있다고 알려져 있습니다.

근력 강화 운동은 강도가 세고 손상될 위험이 크기 때문에 아마추어 운동선수급이 아닌 이상 근비대에 초점을 맞춰 운동하라고 권유하고 있습니다. 레그 프레스를 한다고 가정하면 6번 정도 하면 도저히 더 할 수 없는 무게를 설정해 6번 반복하고 90초 정도 쉰 후 다시 6번 반복하는 것을 3회(3세트) 정도 시행합니다. 강도가 높아지면 같은 부위의 운동은 주 1~2회 정도 하고 충분히 휴식 기간을 두는 것이 안전합니다. 뻐근함이 남아 있다면 주 1회만 하는 것이 좋습니다.

이런 식으로 운동을 반복하다 보면 근력이 발달하면서 같은 무게라도 반복 가능한 횟수가 늘어납니다. 30초만 쉬고 12번 반복할 수 있다면 이제 무게를 늘릴 때입니다. 이때 다시 6번 정도만 가능한 수준으로 무게를 올려서 시행합니다. 이렇게 무게나 횟수를 늘리는 것을 운동의 진행(Progression)이라고 하는데, 너무 급하게 하지 말고 빈도, 강도, 지속 시간 등을 한 번에 한 가지씩만 늘려주는 것이 안전합니다. 예를 들어 무게를 2kg 늘렸다면 반복 횟수는 그다음에 늘려주는 것입니다. 무게도 한 번에 10% 전후만 늘리는 것이 좋습니다. 무리하게 무게도 5kg, 횟수도 2~3회를 한 번에 늘리면 '제거' 대상 운동이 될 가능성이 높습니다.

이 범위 내에서 운동만 한다고 근비대가 이뤄지는 것은 아닙니다. 근육을 만들 원료가 충분히 공급되는 것도 매우 중요합니다. 수분 섭취, 충분한 휴식 등 모든 요소가 잘 갖춰졌을 때 근비대가 잘 일어날 수 있습니다.

스콴

Squat

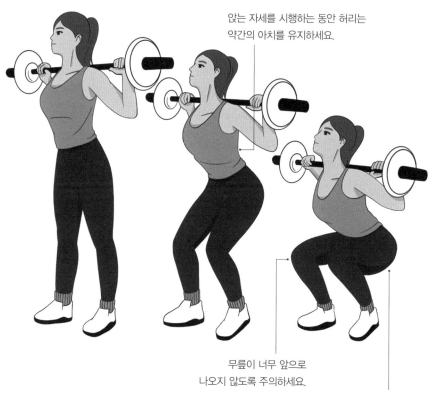

앉는 자세를 시행하는 동안 허리는
약간의 아치를 유지하세요.

무릎이 너무 앞으로
나오지 않도록 주의하세요.

허벅지가 바닥과
평행할 때까지만 내려갑니다.

스쾃은 가장 널리 알려진 하체 근육 강화 운동입니다. 앞의 기초 트레이닝에서 소개한 '문틀 잡고 스쾃'과 '벽에 기대고 스쾃'도 결국 기본 스쾃의 변형입니다. 처음 시작할 때는 맨몸으로 하고, 숙달이 되면 어깨에 바벨을 올리고 할 수 있습니다. 아래 자세 설명은 바벨 사용을 기준으로 했습니다.

1) 시작 자세

1. 바벨 받침대의 뒤에서 앞으로 들어가서 목의 아래쪽 승모근 위에 무게가 고르게 실리도록 바를 올려놓습니다. 이때 바의 직선 아래에 엉덩이와 발이 있어야 합니다.

※ 바를 조금 더 내려 후면 삼각근의 가장 위쪽에 두면 파워 리프팅 자세가 됩니다.

2. 양손을 어깨너비 이상 벌려 바를 잡습니다.
3. 엉덩이에 힘을 주고 무릎을 펴면서 바를 들어올리고 뒤로 한 걸음 이동합니다.
4. 양발은 엉덩이 너비와 어깨너비 사이 정도로 벌리고 가동성이 좋도록 발끝이 약간 바깥쪽을 향하게 합니다. 이때 어깨와 머리는 약간 뒤로 기울이고 가슴은 내밀어 허리를 아치 형태로 만듭니다.

※ 발 위치에 변화를 주면 같은 근육 내에서도 자극받는 부위가 조금씩 달라집니다.

2) 앉는 자세

1. 숨을 들이쉬면서 천천히 엉덩이를 내리며 무릎을 구부립니다.
2. 등은 약간의 아치를 그리고 팔꿈치 위치도 유지합니다. 이때 등이 구부정해지면 안됩니다. 고개를 살짝 젖히고 시선은 앞을 봅니다.

3. 체중은 발바닥 뒤편에 두어야 하며 내려가는 동안 발뒤꿈치가 땅에서 떨어지면 안됩니다. 무릎 사이의 간격도 일정하게 유지합니다. 또한 무릎이 발앞꿈치 수직 라인을 넘어갈 만큼 앞으로 이동하면 안됩니다.

4. 허벅지가 바닥과 평행하거나 몸통이 앞으로 접히기 시작하거나 발뒤꿈치가 바닥에서 떨어지려 하는 세 가지 형태 중 하나에 해당될 때까지 내려갑니다. 어디까지 내려갈지는 하체의 유연성에 달려 있습니다.

5. 몸에 단단하게 힘을 준 상태를 유지하며 통제를 잃지 말아야 합니다. 끝까지 내려온 상황에서 튕기듯 일어나거나 몸통이나 다리의 힘을 빼면 안됩니다.

3) 일어서는 자세

1. 엉덩이에 힘을 주고 무릎을 펴면서 일어섭니다

2. 앉는 자세처럼 허리는 약간 아치, 팔꿈치 위치는 높게, 가슴은 활짝 펴고, 고개를 뒤로 약간 젖힌 자세를 유지합니다.

3. 체중이 고르게 분산되도록 발 전체에 힘을 주면서 밀어올립니다. 발 전체가 바닥에 닿아 있어야 하고 엉덩이는 바의 수직 아래에 있어야 합니다. 체중이 발의 바깥쪽으로 쏠리면 안됩니다.

4. 무릎도 발 수직 위에 있어야 하며 안쪽이나 바깥쪽으로 빠지면 안됩니다.

5. 엉덩이와 무릎이 완전히 펴지고 시작 위치에 도달할 때까지 바를 균일한 속도로 계속 들어 올립니다.

6. 동작을 완료하면 숨을 내쉽니다.

4) 주의점

무릎을 굽힌 각도가 90도를 넘도록 너무 깊게 쪼그려 앉지 마십시오. 이것을 딥 스쾃(Deep Squat) 혹은 컴플리트 스쾃(Complete Squat)이라고 하는데, 말 그대로 깊이 쪼그리고 앉는다는 뜻입니다. 이 정도 수준은 엉덩이 근육에 좀 더 자극을 주려는 방법으로 전문가의 영역입니다. 엉덩이 근육 발달도 무릎에 많은 도움이 되지만 이 정도로 깊게 앉는 것은 무릎이 지나치게 부담스러운 운동입니다. 무릎에 조금이라도 문제가 있는 사람이 굳이 이 방법으로 엉덩이 근육을 단련해야 할 이유는 없습니다. 엉덩이 근육 발달을 위한 더 안전한 운동이 많습니다. 또 다른 문제는 이 자세를 취하면서 허리를 곧게 유지하기가 쉽지 않아 허리디스크를 다칠 가능성이 크다는 점입니다.

또한 무릎의 위치에 유의해야 합니다. 옆에서 봤을 때 무릎 앞이 발끝보다 더 앞으로 나오지 않도록 주의해야 합니다. 이 자세는 무릎이 부하를 더 많이 받기 때문입니다. 하지만 허벅지가 길다든가 몸통이 짧다든가 발목이 굳어 있다든가 등의 여러 가지 이유로 인해 이 같은 동작이 어려울 때도 있습니다. 억지로 하다가 허리가 구부러지면서 허리디스크 손상이 생길 수 있습니다. 이 경우 발뒤꿈치 뒤에 받침을 놓는 것도 좋습니다. 아니면 문틀 잡고 스쾃이나 벽에 기대서 하는 스쾃을 하는 것을 추천합니다.

런지
Lunge

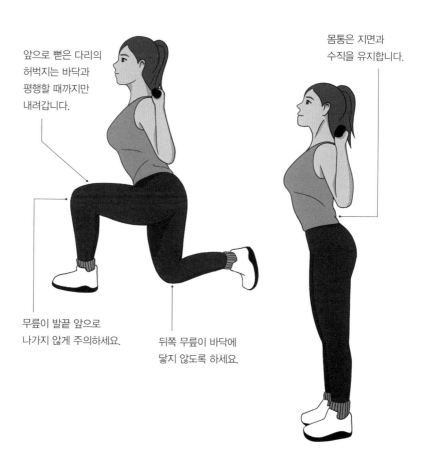

앞으로 뻗은 다리의
허벅지는 바닥과
평행할 때까지만
내려갑니다.

몸통은 지면과
수직을 유지합니다.

무릎이 발끝 앞으로
나가지 않게 주의하세요.

뒤쪽 무릎이 바닥에
닿지 않도록 하세요.

일상생활과 운동의 많은 동작은 두 다리가 벌어진 상태에서 시행하게 됩니다. 따라서 이 부분을 보완할 수 있는 운동이 무릎을 한쪽씩 번갈아 쪼그려 앉았다가 일어나는 런지 운동입니다. 이 운동은 허벅지 앞쪽 근육 중에서도 몸통에 가까운 근육 발달에 효과적이며 엉덩이 근육도 발달시킵니다.

런지는 선명한 근육이 만들어지므로 엉덩이에 탄력을 만드는 데도 유용합니다. 처음에는 맨손으로 시작해 숙달되면 양손에 덤벨을 잡고 하며, 좀 더 강도를 높이려면 바벨을 어깨 위에 놓고 할 수 있습니다.

1) 시작 자세

1. 앞뒤로 공간을 충분히 확보한 후 발가락이 앞을 향하게 한 채로 양발을 어깨 너비로 벌립니다.
2. 시선은 앞을 보고 가슴은 위, 바깥쪽으로 쫙 펴고 어깨는 뒤로 젖힌 상태로 똑바로 섭니다.

2) 앞으로 무릎을 굽히는 자세

1. 숨을 들이쉬면서 한쪽 다리를 앞으로 한 걸음 크게 뻗습니다.
2. 앞으로 뻗은 발이 바닥에 닿을 때 뒷발의 무게중심은 발볼 쪽(앞)으로 이동하며, 뒷다리의 무릎도 약간 구부립니다.
3. 이때 앞발의 발가락은 앞을 향하거나 약간 안쪽으로 향해야 하며, 정확히 앞을 향해 나가야 합니다. 균형을 잘 유지하기 위해서는 앞발의 발목, 무릎, 엉덩이 관절이 지면과 수직을 이뤄야 하며, 발이 양옆으로 벗어나거나 무릎이 안팎으로 빠지면 안 됩니다.

4. 무게중심이 앞, 뒷발에 고르게 퍼지고 안정적이라는 느낌이 들면 앞발 무릎을 낮추면서 서서히 앉습니다. 뒷발 무릎은 굽혀지며 바닥을 향해서 내려가게 되지만 앞쪽만큼 구부러지지는 않습니다

5. 몸통은 시작 자세와 마찬가지로 똑바로 서 있어야 하며 앞으로 기울어지거나 시선이 아래를 향하면 안 됩니다.

6. 몸이 완전히 내려갔을 때 이상적인 위치는 앞발 무릎이 최대 90도 정도까지 구부러지고 뒷발 무릎이 바닥에서 2.5~5cm 정도 떨어진 상태입니다. 이때 앞으로 뻗은 다리의 허벅지는 바닥과 거의 수평이 되어야 합니다. 그 이상 내려가거나 무릎이 너무 앞으로 나가 발끝보다 앞으로 나오면 무릎 통증이 생길 수 있습니다.

7. 가장 낮게 내려왔을 때는 의자 가장자리에 앉을 때처럼 뒷다리에 뒤로 앉는(Sit-back) 힘을 줘야 합니다. 앉는 깊이는 엉덩이 관절의 유연성에 따라 달라질 수 있으니 몸이 유연하지 않은 상태에서 무리하지 말아야 합니다. 허리 통증을 유발할 수 있습니다.

8. 앞발은 바닥에 평평하게 붙은 상태이며 뒷발은 발가락이 모두 펴지고 발목은 완전히 발등굽힘(발목이 발등 쪽으로 젖혀짐) 상태입니다.

3) 다시 일어서는 자세

1. 숨을 내쉬면서 무게중심을 앞쪽 발로 옮겼다가 무릎과 엉덩이 관절을 펴면서 발로 강하게 바닥을 밀며 원래 위치로 돌아옵니다. 이때 상체는 뒤로 젖히지 말고 지면에 수직을 유지하면서 똑바로 서 있어야 합니다.

2. 앞발이 뒤쪽으로 이동하면서 뒷발의 발뒤꿈치는 다시 바닥에 닿게 됩니

다. 앞발이 시작 위치로 돌아올 때 멈칫하거나 흔들리면 안 됩니다. 완전히 제자리로 돌아오면 몸무게를 두 발에 고르게 나누고 몸통도 시작 자세를 유지해야 합니다.

3. 바로 반대 다리를 뻗지 말고 균형을 잡기 위해서 잠깐 멈췄다가 다음 동작을 시작합니다.

정확한 자세를 위해 복잡하게 설명했지만 ①한쪽 다리를 앞으로 뻗어 앞발로 잘 딛는다. ②아래, 뒤쪽으로 앉는다(Sit down and back). ③앞발로 바닥을 밀면서 일어서서 제자리로 온다. 이렇게 3단계로 이해하면 됩니다.

4) 주의점

앞발의 보폭을 넓게 디디면 앞다리의 엉덩이 근육이 좀 더 단련되며, 뒷다리의 허벅지 앞쪽이 많이 스트레칭됩니다. 반대로 보폭을 좁게 디디면 앞다리의 허벅지 앞쪽 근육을 집중적으로 단련시킬 수 있습니다. 무릎 관절에 이상이 있다면 좁은 보폭은 조심하는 것이 좋습니다.

내디딘 다리에 모든 체중이 실리므로 균형을 잘 잡는 것이 중요합니다. 따라서 처음에는 빈손으로 시작하여 충분히 자세를 익힌 후 점차 무게를 늘리는 것이 좋습니다. 또한, 보폭을 좁게 해 허벅지 근육 위주로 훈련한 다음, 익숙해지면 보폭을 더 넓게 하여 엉덩이 근육도 더 단련시키는 방향을 추천합니다.

그리고 앞쪽 무릎이 지나치게 구부러지거나 뒤쪽 무릎이 바닥에 닿으면 안됩니다. 또 항상 몸통은 지면에 수직으로 똑바로 서 있어야 하며, 동작 내내 균형을 잘 잡아야 합니다.

또 하나 런지 운동에서 주의할 점이 있습니다. 무릎이 많이 구부러진 상태에서는 무릎 측부 인대가 느슨해지므로 주변 근육들이 관절을 잡아주어 안정시켜야 합니다. 이를 이용해 근육을 단련시키는 것입니다. 하지만 이 상태에서 무릎이 조금 돌아가면 반월상연골판이 앞쪽으로 약간 이동하고 무릎을 펼 때는 제자리로 돌아옵니다. 그런데 돌아오는 자세에서 힘이 없이 반동을 이용하거나 지나치게 빠르게 무릎을 펴면 미처 제자리로 돌아오지 못한 반월상연골판이 뼈에 걸려 찢어질 수 있습니다. 따라서 이 운동은 초보자뿐 아니라 관절염이 있는 분에게는 적절하지 않습니다. 앞에서 설명한 두 다리를 같이 움직이면서 하는 기초 운동으로 충분히 트레이닝한 후에 도전하는 것이 좋습니다.

런지는 특히 다리를 앞으로 쭉 내미는 동작이 많은 축구, 테니스, 배드민턴, 펜싱 등을 좋아하는 사람들에게 운동 수행력 향상과 부상을 예방하는 효과가 있습니다.

레그 프레스

Leg Press

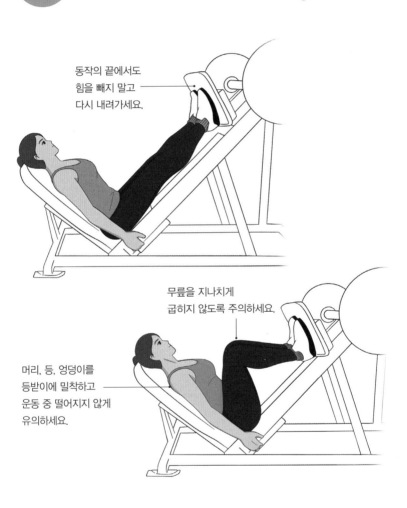

동작의 끝에서도
힘을 빼지 말고
다시 내려가세요.

무릎을 지나치게
굽히지 않도록 주의하세요.

머리, 등, 엉덩이를
등받이에 밀착하고
운동 중 떨어지지 않게
유의하세요.

무릎이 건강한 상태에서 근육 강화를 위해 운동한다면 가장 좋은 것 중 하나가 레그 프레스입니다. 이 운동은 무릎이 좋은 상태일 때 하면 튼튼하고 건강한 무릎을 만드는 강화 운동이지만, 이미 무릎이 손상됐을 때는 0점인 '제거' 대상 운동일 뿐이라는 점을 먼저 꼭 알아두기 바랍니다.

프레스(Press)는 몸에서 멀어지는 방향으로 미는 운동이라는 뜻입니다. 다리, 어깨, 가슴을 발달시키기 위해 각각 레그 프레스, 숄더 프레스, 벤치 프레스를 시행합니다. 반대로 컬(Curl)은 몸 가까이 당기는 운동입니다. 대표적인 운동으로 이두근 운동인 해머 컬이 있고 레그 컬은 허벅지 뒤편 위주로 발달시키는 운동입니다.

레그 프레스는 스쿼과 마찬가지로 허벅지 앞뒤뿐만 아니라 엉덩이 근육까지 발달시킬 수 있어서 좋고 머신을 이용하므로 스쿼보다 안전합니다. 레그 프레스의 좋은 점은 발의 위치를 조금씩 바꾸면 중점적으로 단련하는 근육을 달리할 수 있다는 점입니다.

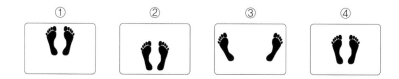

① 발을 적당히 벌려 위쪽에 위치 : 엉덩이 근육과 허벅지 뒤편 햄스트링 자극

② 발을 적당히 벌려 아래쪽에 위치 : 허벅지 앞쪽을 집중적으로 자극

③ 양발을 넓게 벌려 위치 : 허벅지 안쪽의 내전근을 자극

④ 발을 안쪽으로 모아 위치 : 대퇴사두근 발달

1) 시작 자세

1. 머리, 등, 엉덩이가 등받이 패드에 단단히 밀착 고정되어야 합니다. 등받이가 허리를 지지해주어 허리 통증 때문에 스쿼을 할 수 없는 사람도 비교적 안전하게 하체를 단련할 수 있습니다.

2. 의자 양옆의 손잡이를 잡습니다.

3. 허벅지와 종아리는 직각이 되도록 자세를 잡습니다.

4. 허벅지와 발판은 거의 평행이 되도록 의자의 위치를 조정합니다. 이때 무릎이 너무 지나치게 접힌 상태에서 시작하면 사실상 쪼그린 자세가 되어 관절이 손상될 수 있습니다.

5. 발은 엉덩이(또는 어깨) 너비로 벌려 발판의 중간에 두고 양측 발끝을 바깥으로 약간 벌립니다.

2) 밀어내는 자세

1. 엉덩이와 무릎 관절을 천천히 펴면서 발판을 앞으로 밉니다.

2. 이때 양 허벅지와 종아리를 평행하게 두어야 하며, 안쪽이나 바깥쪽으로 움직이면 안 됩니다. 이렇게 해야 허벅지 주변이 충분히 자극을 받습니다.

3. 무릎이 완전히 펴질 때까지 밉니다. 하지만 허벅지 앞쪽 근육에 힘을 주지 않고도 무게를 버티는 상태인 록(Lock)을 하면 안 되고, 허벅지는 계속 힘을 주고 있어야 합니다.

4. 밀어내는 자세는 5초의 리듬으로 시행하며 최대한 밀었을 때도 멈추지 않습니다.

3) 되돌아오는 자세

1. 최대한 밀었을 때 록을 하거나 멈추지 말고 바로 엉덩이와 무릎 관절을 천천히 굽히면서 시작 자세로 되돌아옵니다.

2. 이때 힘을 빼고 툭 떨어지듯이 내려오면 안 되고, 온 힘을 짜내 천천히 내려와야 합니다.

3. 또한, 머리, 어깨, 등, 엉덩이를 패드에 밀착하여 압력이 균등하게 가해지도록 유지해야 합니다.

4. 돌아오는 자세도 5초의 리듬으로 시행합니다. 제자리로 돌아온 후에도 멈추지 않고 바로 다시 밀어서 8회 정도 시행하는데, 80초 동안 지속적인 자극이 허벅지 근육에 가해져야 제대로 운동이 됩니다.

4) 주의점

흔히 실수하는 자세 몇 가지를 알려드립니다. 발뒤꿈치를 발판에서 떼거나 엉덩이를 들썩이면서 밀거나 손잡이를 잡지 않는 것, 운동하는 동안 양 허벅지를 평행하게 유지하지 않고 무릎을 안으로 모으거나 바깥으로 벌리는 것 등입니다. 대개 너무 무거운 무게를 억지로 들어 올릴 때 다른 부위의 근육을 사용하는 과정에서 발생합니다. 이때는 무게를 낮춰서 정확한 자세로 6~12회를 시행하는 것이 허리 손상 등 다른 위험도 줄이고 안전하게 허벅지 근육을 발달시킬 수 있습니다.

허벅지 근육을 제대로 단련하면 무릎에 무리가 가는 동작을 할 때도 허벅지 근육이 그 충격을 소화하기 때문에 더욱 건강한 무릎을 만들 수 있습니다.

데드리프트

Deadlift

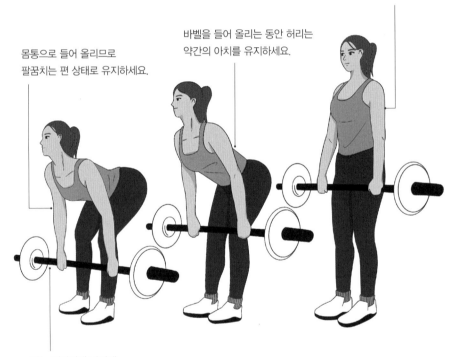

가슴과 등을 펴면서 자연스럽게
무릎도 펴는 느낌으로 올라옵니다.

바벨을 들어 올리는 동안 허리는
약간의 아치를 유지하세요.

몸통으로 들어 올리므로
팔꿈치는 편 상태로 유지하세요.

바는 정강이에 가깝게
유지하세요.

마지막으로 설명할 데드리프트는 벤치 프레스, 스쾃과 함께 대표적인 근육 운동의 하나입니다. 허벅지, 엉덩이뿐 아니라 전신의 근력을 키울 수 있는 종합 운동이며, 일반적으로는 '등 운동'으로 분류되어 있습니다.

앞의 운동들을 통해 허벅지의 근력을 집중적으로 키웠다면 한 번에 다양한 근육들을 발달시키기 위해 데드리프트에 도전해볼 만합니다. 특히 데드리프트는 바닥에서 물건을 드는 동작과 비슷하므로 훈련을 잘 해두면 허리 통증 예방을 위해서도 유용합니다.

1) 준비 자세

1. 발은 어깨너비 정도로 벌리고 약간 바깥쪽으로 돌려 바벨 앞에 섭니다. 이때 무릎도 같이 돌아서 슬개골이 약간 바깥을 향하게 합니다.

2. 허벅지가 바닥과 수평이 되거나 그보다 약간 높을 때까지 무릎을 구부린 후, 어깨너비보다 살짝 넓게 양쪽 무릎 바깥에서 팔꿈치를 완전히 펴고 바벨을 잡습니다.

3. 허리의 부담을 줄이기 위해 바는 정강이에 가깝게 있어야 합니다.

4. 바를 들어 올리기 전에 다음 사항을 체크합니다. 등이 구부정하면 안 됩니다. 등은 평평하거나 약간 아치 모양이어야 합니다. 승모근은 이완되어 있고 가슴은 쫙 펴서 위, 바깥쪽으로 내밀고 견갑골도 잘 고정되어야 합니다. 머리는 앞으로 숙이면 안 되고 척추와 일직선에 있거나 약간 펴져야 합니다. 고개를 들어 똑바로 앞 또는 약간 위를 바라보면 등을 곧게 펴는 데도 도움이 됩니다. 발뒤꿈치는 땅에 붙어 있어야 하며 무게중심은 약간 앞쪽인 발의 중간과 볼 사이에 둡니다.

2) 올리는 동작

1. 가슴을 펴며 숨을 깊이 들이마십니다. 허리와 복부 전체에 힘을 준 상태에서 무릎과 허리를 펴면서 천천히 들어 올립니다. 이때 머리는 척추와 일직선을 유지해야 하고 가슴은 내밀고 있어야 합니다.

2. 바를 올리는 동안 가능하면 정강이에 가깝게 유지해야 하며 무게중심이 뒤꿈치 쪽으로 이동하다가 무릎을 통과하면 무게중심이 약간 앞쪽, 즉 발볼 쪽으로 이동하며 발뒤꿈치는 땅에 잘 붙어 있어야 합니다.

3. 몸을 똑바로 세우며 무릎과 허리를 폅니다. 몸을 지나치게 뒤로 펴면 안 되고 등을 펴면서 자연스럽게 무릎을 편다는 느낌으로 올립니다. 바는 허벅지 앞쪽에 둡니다.

4. 완전히 들어 올리면 숨을 내쉽니다. 팔꿈치는 펴야 하며 몸통과 허벅지의 힘으로 바벨을 들어 올리는 운동이므로 팔로 바를 들어 올리기 위해 팔꿈치를 굽히면 안 됩니다.

3) 내리는 동작

1. 허리와 무릎을 천천히 구부리면서 바를 내립니다.

2. 가슴을 내밀고 등을 평평하게 유지하면서 내려야 합니다. 무릎을 굽히면서 허리를 숙이는 편이 자연스럽습니다.

3. 바를 허벅지와 정강이를 따라 미끄러지듯 가깝게 유지하며 내려갑니다. 떨어뜨리듯 힘없이 내려가면 안 됩니다.

4. 바벨이 땅에 거의 닿으면 멈추지 않고 바로 다시 들어 올립니다.

4) 주의점

가슴을 펴지 않고 복부와 등에 힘을 주지 않은 상태로 무리한 무게를 올리다 보면 등이 구부정하게 됩니다. 이 경우 허리를 다칠 수 있으니 가벼운 무게부터 정확한 자세로 시행합니다.

전형적인 데드리프트 외에 발을 좀 더 좁게 서고 무릎을 거의 펴서 시행하는 스티프 레그드 데드리프트(Stiff-legged Deadlift)와 스모 선수처럼 다리를 넓게 벌리고 시행하는 스모 데드리프트(Sumo Deadlift)도 있습니다.

스티프 레그드는 심부 척추 근육들이 더 자극을 받을 수 있으나 데드리프트보다 허리에 부담이 많이 가므로 허리 통증이 있는 환자는 하지 않는 것이 좋습니다. 스모 데드리프트는 대퇴부 안쪽 근육을 좀 더 단련시킬 수 있으며 시작 자세에서 허리가 덜 기울어지기 때문에 상대적으로 허리에는 부담이 덜 가지만, 고중량을 들 경우 그만큼 내전근이나 허리 부상의 위험도 커지므로 주의해야 합니다.

다시 한 번 강조하지만 여기서 소개한 운동들은 강화 단계의 운동이며, 최소한으로 통증이 없는 범위에서 가볍게 한다면 제거 단계에서도 해볼 수 있습니다. 이 운동을 통해 무릎 주변 근육이 강해지면 무릎의 안정성이 크게 좋아집니다. 그리고 일상생활에서 다양한 무릎 손상 동작을 해도 손상 정도가 줄어 관절염의 발병을 늦출 수 있습니다.

어떤 운동을 어떻게 해야 할까? : 유산소 운동

앞서 소개한 운동의 대부분이 무릎 주변을 감싸고 있는 근육의 파워, 부피, 지구력 향상에 맞춘 저항 운동입니다. 하지만 큰 틀에서 우리의 삶을 건강하게 유지하기 위해 중요한 운동은 유산소 운동입니다.

유산소 운동은 저항 운동에 비해 낮은 강도로 오랜 시간 연속하는 운동으로, 산소를 이용해 탄수화물이나 지방을 태움으로써 많은 에너지를 이용합니다. 이 운동은 비만, 고지혈증, 고혈압, 당뇨와 같은 대사성 질환의 예방 혹은 개선에 도움이 됩니다.

하지만 흔히 하는 조깅, 달리기, 계단 오르내리기, 산악 행군 같은 유산소 운동은 무릎에 큰 부담을 주므로 심장과 무릎을 바꾸는 결과를 가져올 수 있습니다. 게다가 무릎 관절염이 생기면 결국 걷는 양이 감소하면서 다시 심장이 나빠지는 악순환을 가져올 수 있어 일반적으로 추천하기 어렵습니다.

즉, 이러한 고강도 유산소 운동은 건강한 20~30대, 또는 젊을 때부터 통증 없이 몸을 단련해 온 분들에게나 적합합니다. 무릎이 조금이라도 불편하다면 되도록 무릎에 부담이 적은 평지 빠르게 걷기나 자전거 혹은 수영 같은 운동을 추천합니다. 40대 이상이며 무릎 통증이 있다면 달리기는 '강화' 운동이 아니라 '제거' 대상 운동이라고 할 수 있습니다.

게다가 비만 환자는 걷기조차 부담스러운 경우가 많습니다. 이럴 때 체중을 줄이기 위해 무리하게 달리기 같은 운동을 하면 그나마 약간의 유산소 운동 효과도 무릎 통증과 함께 사라져 버립니다. 정말 체력이 안 좋다면 물에서 걷기로 시작하여 수영이나 등받이 실내 자전거 같은 유산소 운동들로 체력과 최소한의 무릎 주변 근력을 키운 후 걷기 등에 도전하는 것이 바람직합니다.

결국 무릎을 최대한 아끼면서 젊은 시절의 유산소 능력과 무릎 주변 근력을 유지해야 오래도록 건강한 무릎으로 걸을 수 있다는 사실을 명심해야 합니다.

힙 워킹

'무릎이 아프다. 하지만 걷고 싶다.' 이런 경우도 분명히 있습니다. 등산이나 달리기는 어떤 사람에게는 마약과도 같은 중독성이 있습니다. 하이킹이나 빨리 걷기로 대체한다고 해도 여전히 무릎에는 부담이 갈 수 있습니다. 이때 무릎에 가는 피해를 최소화하는 대안이 있습니다. 바로 힙(엉덩이) 워킹입니다.

힙 워킹은 허벅지 앞쪽 근육이 마비되어 주로 엉덩이 근육을 쓰면서 걷는 환자의 발걸음을 응용한 것인데, 보폭을 줄이고 앞으로 내딛는 발이 땅에 닿기 전에 무릎을 좀 더 펴서 디디면 됩니다. 그러면 엉덩이 근육을 많이 쓰면서 걸을 수 있는데 무릎이 받는 부하를 엉덩이와 나눠서 받아 줄일 수 있습니다. 엉덩이 근육을 평상시보다 약간 더 쓰고 걷는 거라 이상한 걸음이 아니니 걱정하지 않으셔도 됩니다.

현대인은 의자에 앉아 있는 시간이 기므로 엉덩이 근육이 나이가 들면서 급격히 위축됩니다. 그러다 보니 풍선 꺼지듯 지방이 축 늘어진 볼품 없는 엉덩이가 됩니다. 단순히 외형 문제에 그치지 않고 허리 통증을 일으키는 위험 인자이기도 합니다. 따라서 힙 워킹은 무릎에 부담을 줄이고 엉덩이 근육도 발달시킬 수 있어 일거양득일 것입니다. 물론 탄탄한 엉덩이는 덤입니다.

힙 워킹은 탄력 밴드를 이용해 연습할 수 있습니다. 허벅지에 탄력 밴드를 감고 걸으면 평상시 걷는 것보다 무릎이 훨씬 덜 굽으며 내디딘 앞발이 바닥에서 떨어질 때 엉덩이에 힘이 들어가는 것을 느낄 수 있습니다.

고강도 인터벌 트레이닝

저항 운동을 하면서 유산소 체력을 동시에 키울 수는 없습니다. 저항 운동은 무산소 운동, 즉 산소를 적게 쓰는 운동이고, 유산소 운동은 산소를 이용해 지방과 탄수화물을 태우면서 하는 운동이기 때문입니다. 또한 운동의 특이성의 법칙에 따르면 특정 운동을 잘하기 위해서는 그 운동만 열심히 해야 하기 때문이기도 합니다.

하지만 흔히 알고 있는 유산소 운동이 20~30분 이상 달리기이다 보니 이해 충돌이 생깁니다. '유산소 운동이 중요하다고 하면서 무릎도 보호하라고 하니 어떻게 해야 할지 모르겠다'는 말이 나올 수 있겠죠? 이를 해결할 방법이 있으니 바로 '고강도 인터벌 트레이닝(HIIT, High Intensity Interval Training)'입니다.

인터벌 트레이닝은 유산소 체력을 키울 뿐 아니라 체지방 감소에도 효과적입니다. 트렘블리(Trembley)라는 연구자는 1994년에 고강도의 인터벌 트레이닝을 한 그룹이 저·중강도의 연속적인 유산소 운동 그룹보다 체지방이 더 많이 줄었다는 사실을 보고하였습니다. 놀라운 것은 고강도 그룹의 총 열량 소모가 더 적었는데도 불구하고 이런 결과가 나왔다는 점이었습니다. 2011년 보고에 따르면 12주 동안 주 3

회, 8초간의 전력 달리기와 12초간의 회복(총 20초 1세트)을 20분간 반복한 결과 지방량이 2kg, 내장 지방은 17%가 감소했다고 합니다.

일반적인 운동의 휴식 가이드 라인은 아래 표와 같습니다. 이를테면 30초 정도 전력으로 자전거, 수영, 달리기 등을 한 후 2~3분 쉬고 다시 반복하는 패턴으로 진행하면 좀 더 적게 운동하고도 같은 시간 지속해서 운동하는 것과 비슷한 유산소 체력을 키울 수 있습니다.

다만 이 방법은 무릎을 덜 소모하고도 지방을 줄일 수 있고 유산소 체력을 키울 수 있다는 장점이 있으나, 고강도 운동이 동반되므로 해당 운동 초보자 및 비만 환자에게는 권하지 않습니다.

최대 강도 기준 %	지속 시간	운동 : 휴식 비율
90~100%	5~10초	1:12~1:20
75~90%	15~30초	1:3~1:6
30~75%	1~3분	1:3~1:4
20~30%	3분 이상	1:1~1:3

등산

앞서 무릎 통증이 있을 때 피할 운동으로 등산을 언급했지만, 건강한 상태라면 등산은 장점이 많은 운동입니다. 기본적으로 유산소 운동 효과에 무릎 통증을 줄여주는 허벅지 근력 강화를 얻을 수 있고, 나무에서 뿜어 나오는 피톤치드의 힐링 효과도 얻을 수 있습니다.

그러나 이런 좋은 효과에 취해 '기능적 한계'뿐 아니라 '초과 생리적 과부하 범위'까지 넘어서는 경우가 많습니다. 이해합니다. 저도 마약 과도 같은 산길 보행의 즐거움에 무릎을 희생하기도 했습니다. 문제는 중간에 되돌아오기가 쉽지 않다는 점입니다. 무릎이 불편하다고 느껴지면 바로 발길을 되돌려야 하지만 막상 그러기는 쉽지 않습니다. 게다가 내려오는 길은 올라갈 때보다 더 부하를 받습니다. 부하를 적게 받으면서 올라갈 때 이미 '초과 생리적 과부하 범위'에 접어들었다면 내려오는 길은 어떨까요? 정말 조심해서 살금살금 내려와도 부족할 판에 쿵쿵 뛰면서 내려온다면? 점프를 할 때 무릎이 받는 충격은 앞에서도 말씀드렸듯 체중의 20배쯤입니다.

그렇다면 왜 평지보다 등산할 때 무릎이 부하를 더 많이 받을까요? 무릎은 보통 쭉 편 상태에서 145도까지 구부릴 수 있습니다. 정상적인 보행을 하려면 최소한 60~70도 정도 굽힐 수 있어야 하고 계단을 다니려면 90도 이상을 구부려야 합니다. 기본적으로는 어쩔 수 없이 많이 구부려야 하고 이 상황에서 체중을 받아야 하므로 무릎에 가해지는 압력도 높아지는 것입니다. 그러므로 계단을 오르내리거나 등산을 할 때는 특히 충격을 덜 받도록 신경 써야 합니다.

계단 오르기 & 등산 시 무릎 손상을 줄이는 방법

1. 올라갈 때, 계단 안쪽까지 발을 내디뎌 무릎을 조금이라도 덜 굽힙니다.
2. 내려올 때, 쿵쿵 내딛거나 뛰지 않습니다.
3. 계단식 등산로를 피합니다. 흙 바닥과 달리 나무로 만들어 놓은 촘촘한 계단은 딱딱한데다 발을 놓을 위치를 선택할 수가 없습니다.
4. 등산 지팡이를 사용합니다. 스틱을 짚는 순간 무릎이 모두 받았던 충격을 두 스틱과 나누게 됩니다. 다만 이때 스틱을 쥔 손목이 압력을 많이 받으면 안 됩니다.
5. 무릎 보호대를 착용합니다. 무릎을 굽히려야 많이 굽힐 수 없게 되고 뼈들이 제자리에 있을 수 있도록 잡아주며, 충격 시 안정성을 제공합니다.

등산만큼 기능적 한계 곡선이 사람에 따라, 개인의 컨디션에 따라 요동치는 운동도 없을 것입니다. 가벼운 등산으로 단련된 상태거나 젊을 때부터 많이 다니던 분들은 기능적 한계 곡선이 위로 올라가 있으므로 웬만큼 다녀도 문제가 없지만, 무릎이 조금이라도 아프다면 기능적 한계 곡선은 거의 바닥에 있다고 봐야 합니다. 즉, 과도한 등산보다는 둘레길 걷기부터 시작해야 합니다.

무릎 운동 후에는
회복이 필수

아무리 가볍게 해도 운동 후 무릎 손상은 필연적입니다. 이 손상이 새살이 돋아 더더욱 튼튼해지는 무릎이 될지 점점 더 망가져 골관절염이 될지는 여러분의 선택에 달렸습니다. 일단 운동 시 심한 손상을 주지 않는다는 원칙만 지켰다면 이제는 회복하는 데 집중해야 합니다. 이 부분은 여태 무시되어 왔지만 운동만큼이나 중요합니다.

금주 & 온욕

술은 염증을 악화시킵니다. 따라서 가능하면 먹지 않는 것이 좋으나 정 먹고 싶다면 맥주 작은 캔 하나(330mL) 정도 혹은 다른 술도

1~2잔으로 절제합니다. 그리고 무릎이 붓지 않았다면 일반적으로는 따뜻하게 온욕을 해주는 것이 좋습니다. 참고로 무릎이 좀 뻑뻑한 느낌이 든다면 부은 것입니다. 물론 좀 심하게 운동했다 싶은 경우에는 냉탕에 무릎까지 5~10분 정도 담가 두는 것도 좋습니다. 냉탕, 냉찜질은 붓기를 가라앉히고, 온욕은 혈액순환을 촉진해 회복을 돕습니다.

회복 크림

시중에 온욕이나 냉욕과 유사한 효과를 내는 파스나 회복 크림이 판매되고 있습니다. 운동 전후 1~2일 정도 집중적으로 관리해주면 회복에 도움이 되며, 약간이라도 통증이 있다면 운동 전에도 사용해주면 좋습니다. 화학 성분보다는 천연 성분이 더 좋고 일시적인 효과보다는 과도한 염증을 가라앉히고 재생을 도와줄 수 있는 제품이라면 더욱 좋습니다.

일상생활

1~2일 정도는 쪼그려 앉기, 계단 오르기, 양반다리 등을 좀 더 철저히 피합니다. 안 그래도 무리를 해 손상된 무릎에 추가 손상을 아무 생각 없이 주고 있는 경우를 볼 수 있습니다. 운동 후 나머지 일상생활에서 더욱 신경을 써야 가벼운 운동 손상을 딛고 더욱 튼튼한 몸으로 거듭나게 됩니다.

무릎 보호대 제대로 하는 법

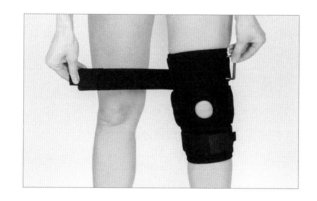

1. 양쪽에 다 착용하세요.

양쪽 무릎에 모두 착용하는 것이 좋습니다. 보통 아픈 쪽만 하는 경우가 많습니다. 그렇게 되면 안 아픈 쪽에 체중이 더 많이 쏠려 자칫 모두 아프게 되는 참사를 낳을 수 있습니다. 또한, 한쪽만 보호대를 하면 걸음걸이가 부자연스러워져 발목이나 엉덩이 등 다른 곳에 통증이 생길 가능성도 있습니다. 양쪽 다 착용하면 비교적 균형 있게 정상적인 걸음을 걷게 될 수 있습니다.

2. 보호대의 구멍에 무릎 앞을 맞춰주세요.

보호대 앞쪽에 보면 둥글게 구멍이 나 있습니다. 이것은 슬개골에 대한 압박을 줄이고 슬개골을 제 위치에 두기 위한 것입니다. 따라서 보호대를 착용하기 전에 무릎 앞쪽 슬개골 부위를 만져서 경계를 파악한 후 그 부분을 정확히 감는 것이 좋습니다. 물론 옷 때문에, 혹은 움직이다 보면 위치가 어긋나는 때도 있습니다. 이 경우에는 풀어서 다시 감으면 됩니다.

3. 무릎 안쪽을 감싸면서 감아주세요.

보호대의 벨크로 스트랩으로 손상되기 쉬운 무릎 안쪽을 감싸주는 것이 좋습니다. 위쪽 스트랩은 안쪽부터 거의 바닥과 평행하게 슬개골 위쪽 대퇴사두근 부위를 감싸는 게 좋습니다. 그리고 아래 스트랩은 거위발건의 주행 방향을 따라 약간 비스듬하게 아래쪽으로 감아주면 거위발건염, 윤활주머니염을 예방할 수 있어서 좋습니다.

4. 조금 느슨한 정도로 조이세요.

가능하면 꽉 조이는 것이 좋다고 생각해서 세게 감는 환자도 있습니다. 하지만 이렇게 하면 무릎이 제대로 굽혀지지 않아서 부자연스럽게 걷게 됩니다. 또한 등산할 때도 계단 오르기가 매우 불편해져서 결국 안 하게 될 가능성이 있습니다.

더 큰 문제는 너무 꽉 조이면 혈관을 압박하여 무릎 아래쪽으로 혈액순환이 안 될 수 있다는 점입니다. 간혹 보호대를 하면 다리가 부어서 싫다는 분들이 있습니다. 그럴 때는 조금 느슨하게 풀어서 착용감을 높이는 것이 장기적으로 무릎에 좋습니다.

5. 피부에 직접 닿지 않아도 좋아요.

보호대들이 대체로 고급 소재를 사용하지는 않다 보니 피부에 직접 닿으면 트러블이 생기는 경우가 꽤 많습니다. 그리고 땀이 차면 땀띠가 생기는 때도 있습니다. 굳이 피부에 바로 할 필요는 없습니다. 손수건을 받쳐도 되고 그냥 옷 위에 착용해도 됩니다.

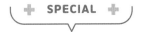
무릎 테이핑하는 법

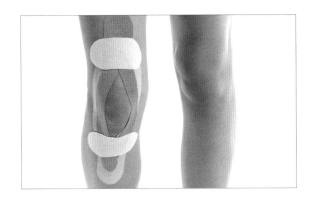

보호대와 비슷한 효과를 내는 것으로 테이핑이 있습니다. 여러 가지 방법이 있지만 간단한 것만 소개하겠습니다. 핵심은 슬개골을 감싸는 것입니다.

테이프를 Y자 모양으로 잘라 2개를 준비합니다. 하나는 대퇴사두근, 즉 허벅지의 아래쪽 1/3 지점 정도부터 시작해서 붙이는데 이때 중요한 점은 무릎을 굽힌 상태, 즉 허벅지 앞쪽 근육이 늘어난 상태에서 붙여야 한다는 점입니다. 그래야 움직여도 잘 떨어지지 않고 잘 잡아 줄 수 있습니다. Y자로 갈라지는 부분을 슬개골 부위에 맞춰서 가늠한 후, 대퇴사두근을 따라 붙이고 Y자 부분을 슬개골을 감싸듯 붙이면 됩니다. 다른 하나의 테이프는 같은 방법으로 아래에서 위로 붙여줍니다. Y자로 자르기 어렵다면 두 번에 나눠서 한번은 바깥쪽, 나머지 한번은 안쪽에서 슬개골을 감싸주면 됩니다.

왜 슬개골을 감싸줄까요? 지나치게 무릎을 굽히면 보통 슬개골이 바깥쪽으로 빠지게 됩니다. 기찻길을 탈선하는 셈이 되는 거죠. 이때 연골이 긁히거나 찍히면서 손상됩니다. 테이핑을 통해 이것을 최소한으로 막아주는 거죠.

그다음에 부실한 힘줄 부위를 보강해주면 됩니다. 보통은 슬개건, 즉 슬개골 아래쪽에 힘줄을 가로질러 하나를 붙여주거나 아픈 부위를 따라 붙입니다. 꼭 정확하지 않아도 됩니다. 정답이 있는 것은 아니니 이렇게도 붙여보고 저렇게도 붙여봐서 내 무릎이 가장 편안한 곳을 찾으면 됩니다.

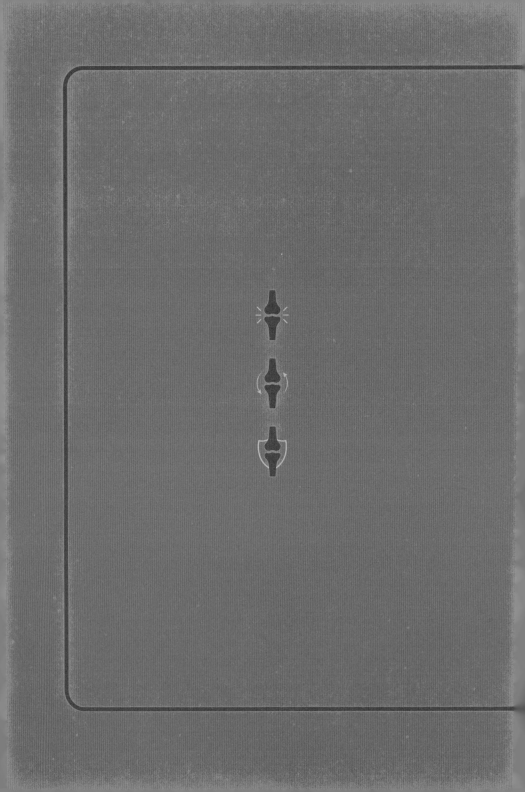

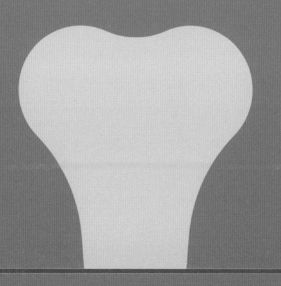

PART 6

무릎 관리 매뉴얼 4단계
– 힐링 Healing
진짜 답은 내 몸의 회복력에 있다!

염증을 유발하는
음식을 피하자

우리 몸은 어느 부분에든 염증이 생기면 핏속에 CRP(C 반응성 단백질) 물질 수치가 높아지는데, 이럴수록 심혈관 질환의 발생 위험이 커집니다. 사실 이를 예방하기 위해 나쁜 콜레스테롤(LDL-콜레스테롤)을 조절하는 것보다 더 중요한 것이 전신 염증을 줄이는 것입니다. 몸의 염증 수치가 높으면 얼핏 관련이 없어 보이는 관절염 등 근골격계 질환도 좀처럼 낫지 않습니다.

염증 관리가 얼마나 되었는지는 혈관을 보면 알 수 있습니다. '사람은 혈관이 늙는 만큼 늙는다(A man is as old as his blood vessels)'라는 말처럼 온몸 구석구석에 수돗물을 공급하듯 뻗은 혈관의 건강이야말로 건강의 척도, 노화의 척도라고 볼 수 있습니다. 즉, '혈관 나이=생체 나이'인 것입니다.

몸의 염증은 거의 음식에 의해 좌우됩니다. 염증을 일으키는 음식을 먹으면 동맥경화, 심장병, 치매 발병뿐 아니라 관절염 가능성 또한 높아지기 때문에 꾸준히 염증 유발 음식을 피하고, 염증을 줄이는 음식을 많이 먹어야 합니다.

음식과 별개로 비만은 그 자체가 CRP 수치를 높일 뿐만 아니라 관절염의 최대 위험 인자이기도 합니다. 따라서 적절한 체중 유지는 관절 건강을 위해 기본적으로 중요합니다.

① 고기

노화와 관련해 최근 '근감소증'이 화두가 되고 있습니다. 나이가 들면서 근육량이 감소하는데, 이것은 많은 질환과 관련이 있습니다. 근육량을 유지하려면 단백질 섭취가 필수입니다. 단백질은 섭취해야 하지만 사실 고기를 계속해서 먹는 식습관은 별로 좋지는 않습니다. 그렇다고 나이가 들수록 단백질은 소화하기가 어려워 섭취량이 떨어지는 상황에서 단백질의 주 섭취원인 고기를 끊으라고 하기는 어렵습니다. 그렇지만 질병과 노화를 유발하는 과산화지질과 에이지 독소(AGEs, 당독소)가 전혀 안 생기도록 고기를 조리하기란 사실상 어려우므로, 결국 40~50대부터는 점점 채식으로 전환하는 것이 좋다고 생각합니다. 관절 건강을 위해서라도 식물성 단백질로 섭취량을 유지하거나 근골격계 문제가 있다면 오히려 약간 늘리는 것이 좋겠습니다. 특히 콩과 같은 식물성 단백질에는 곁사슬 아미노산이 많아 간이 안좋아도 부담 없이 핏속 알부민(세포의 기본적인 물질을 구성하는 단백질로 여러 가지 대사 물질을 운반하는 역할을 합니다. 대부분 간에서 생성되므로 감소하는 경우는 간 질환이나 신장 질환을 예상할 수 있습니다.) 수치를 높일 수 있습니다.

육류, 유제품에 많은 오메가-6 지방은 필수 지방이지만 과도하게 섭취하면 오히려 염증이 악화할 수 있습니다. 특히 현대인들은 오메가-3와 오메가-6의 이상적인 섭취 비율인 1:4을 넘어 1:20 정도로 섭취하고 있으므로 염증이 있다면 육식, 유제품과 오메가-6를 많이 함유한 콩, 옥수수 정제유(식용유)의 비율을 줄이고 오메가-3의 섭취를 늘릴 필요가 있습니다.

② 가공식품

가공식품에 많이 들어가는 액상 과당과 설탕은 중성 지방과 인슐린, 요산, 혈압을 올리는 주범입니다. 이로 인해 당뇨, 통풍에 걸릴 위험이 증가하며 혈소판이 응집해 혈액 순환 장애가 생기고 면역 기능도 감소합니다. 또한 과당은 염증 물질을 만드는 당화산물인 에이지 독소를 만들어 심장병, 당뇨병뿐 아니라 특히 노화를 촉진합니다. 당연히 관절 염증도 악화시키리라 예상해볼 수 있습니다. 흔히 스낵만 위험하다고 생각하지만 액상과당이 들어간 과일 주스, 청량음료를 특히 조심해야 합니다.

③ 고온 조리 음식

올리브유를 뚜껑을 연 채 오래 놔두거나 불 옆에 오래 둔 적이 있으신가요? 그러면 찌든 냄새가 나게 됩니다. 화학적으로는 공기 중의 산소와 결합해 변질되어 버린 것입니다. 아무리 몸에 좋은 올리브유도 찌든 냄새가 나는 상태로 먹고 싶은 분은 없을 것입니다. 냄새 때문에라도 본능적으로 몸에 좋지 않다고 느낍니다.

좋은 식단을 권유할 때 이런 차이까지 고려하기는 쉽지 않습니다. 산패한 올리브유나 신선한 올리브유나 똑같이 태우면 1g당 9kcal의 열량이 발생하는 지방일 뿐입니다. 트랜스 지방이 아니고 불포화지방이라는 점도 같습니다. 실제로 영양조사를 할 때 신선한 올리브유를 얼마나 먹는지 산패한 올리브유를 얼마나 먹는지 알 방법이 없습니다. 그러다 보니 지방 중에서도 포화지방, 불포화지방으로 나눠서 섭취량이라는 말로 뭉뚱그려서 조사하고, 아주 많이 먹으면 살도 찌고 심혈관계질환 발병도 증가한다고만 이야기하고 있습니다. 똑같은 양을 섭취하면 그것이 산패한 기름이든 아니든 건강에 미칠 효과는 같을까요? 우리는 그렇지 않다는 것을 알고 있습니다.

우리가 일부러 산패한 기름을 찾아 먹지는 않습니다. 그럼 도대체

어디서 산패한 기름을 먹는 걸까요? 눈치챘겠지만 바로 열을 가하면 산패와 비슷하게 됩니다. 산패 현상은 고온에서 더욱 빨리 나타나기 때문에 공기 중에 오래 노출한 효과, 직사광선에 둔 효과, 가스레인지 곁에 오래 둔 효과가 단번에 나타나는 것이 불에 굽거나 볶는 것입니다. 식물성 기름도 문제지만 더 큰 문제는 고기와 함께 구울 때 타는 기름입니다. 이때 발생하는 과산화지질은 활성 산소를 발생시켜 암, 동맥경화, 치매 등을 일으킵니다. 과산화지질 발생을 줄이려면 타는 온도(발연점)가 높은 기름을 사용해야 하는데 정제 포도씨유, 정제 코코넛오일 등을 추천합니다. 단일 불포화지방산이 많은 올리브유의 경우 엑스트라 버진은 발연점이 낮으므로(160~180℃) 드레싱용으로 쓰고, 발연점이 높은(200~240℃) 정제 올리브유를 튀김용으로 사용하는 것이 좋습니다. 팜유, 카놀라유는 발연점은 높으나 각각 포화지방과 알파리놀렌산(고온에서 발암물질 생성 가능)이 많아 조심해야 합니다.

흔히 심장병 발생을 높이는 것으로 알고 있는 콜레스테롤도 마찬가지입니다. 콜레스테롤은 불안정하므로 쉽게 산화되고 특히 공기(산소)에 노출한 채 높은 온도까지 가하면 급격히 산화됩니다. 순수한 콜레스테롤은 먹어도 오히려 동맥경화가 잘 생기지 않지만 산화된 콜레스테롤은 동맥경화를 일으킵니다. 따라서 콜레스테롤이 많은 달걀노른자를 조리할 때에도 공기 중에 노출되지 않도록 삶거나 수란으로 만드는 것을 추천합니다. 달걀프라이를 할 때도 터뜨려 익히지 않는 것이 좋으며 스크램블은 노른자를 깨뜨려 산화시키므로 조심해야 합니다.

흔히 고기가 포화지방과 콜레스테롤이 많아 심혈관계에 문제를 일으키는 것으로 알고 있지만, 진짜 이유는 고기를 태우다시피 고온에서 구울 때 생기는 과산화지질과 산화 콜레스테롤을 다량 섭취하기 때문입니다. 게다가 120℃ 이상에서 조리할 때는 단백질이 당분과 결합해 당화된 후 노릇노릇하게 구워지는 마이야르 반응(Maillard Reaction)을 거쳐 최종적으로 에이지 독소가 생깁니다. 이 또한 몸에 염증을 일으키고 활성 산소를 많이 만들어내어 다양한 심혈관계 질환을 일으키며 노화를 촉진합니다. 즉, 고기의 지방 자체보다는 구울 때 발생하는 다양한 독소들이 심혈관계 질환과 암을 일으키는 것입니다. 따라서 고기류도 굽기보다는 찜이나 조림이 좋습니다. 결국 음식도 운동의 육하원칙처럼 무엇(what)을 먹느냐 만큼이나 조리법(how)도 중요한 것입니다.

④ 술

적당량의 알코올을 섭취하면 CRP 수치가 35% 줄어들고, 이보다 과하면 CRP가 오히려 상승하는 U자 모양을 그립니다. 적당량의 알코올이라는 것은 단순히 평균치일 뿐이고 과당 함유 여부, 에이지 독소 섭취 등 여러 가지 변수가 많으므로 건강할 때만 소량 마시고 몸에 염증이 있을 때는 삼가는 게 좋습니다.

알코올의 작용은 취한 효과를 보이는 중추신경계 억제 작용만 생각하기 쉽습니다. 그리고 술의 높은 열량이 비만에 영향을 미친다고 생각해왔습니다. 하지만 알코올도 하나의 약물로 보면 알려진 작용만 있다고 생각하지 않습니다. 분명히 산패한 기름과의 상승 작용이 있다고 생각합니다. 산패한 기름을 먹으며 술까지 마시면 다른 식이요법을 아무리 완벽하게 해도 콜레스테롤 수치나 다른 수치들이 좀처럼 정상화되지 않습니다.

따라서 40대 후반부터는 술을 대폭 줄이는 것을 추천합니다. 그 시기부터 인체의 모든 밸런스가 노화를 촉진하는 쪽으로 급격히 기울어지기 때문입니다. 물론 통증도 마찬가지입니다. 우리 몸의 어딘가에 염증이 있으면, 예를 들어 무리하게 등산해 무릎 연골에 미세한 염증이 생겼다고 가정하면 하산 후 마신 소주 한 병은 분명히 그 부위를 더욱 붉어지게 만들 것입니다. 다만 피부가 아니라서 보이지 않기 때문에 못 느끼는 거겠지요. 때로는 무릎이 부어서 뻐근할 수도 있습니다. 그냥 무리해서 그렇다고 생각하겠지만 결국 이런 상황이 반복되면 무릎 염증과 몸의 상태를 크게 무너뜨립니다.

물론 안 마시는 게 가장 좋습니다. 특히 어딘가가 손상되었고 완전히 회복되기 전에는요. 하지만 '술 한잔 못 마시고 무슨 낙으로 살까' 하는 사람도 있을 것입니다. 그런 경우 억지로 강요할 수는 없으니

1~2잔만 마시고 휴식 기간을 길게 가지라고 말씀드리고 싶습니다. 또는 어쩔 수 없이 많이 마셔야만 하는 상황이 생긴다면 다음의 방법을 추천합니다.

술로 인한 피해를 줄이는 방법

1. 술 한 잔에 물 한 잔

첫 번째 방법은 물을 많이 마시는 것입니다. 알코올은 이뇨 작용을 일으켜 많은 물을 소변으로 빠져나가게 하며, 몸에 들어온 알코올을 분해하는데도 많은 물이 필요하기 때문입니다.

화장실을 한두 번 갔다 오고 나면 갈증이 나 맥주를 마시게 되는 악순환이 됩니다. 이때가 위험한데, 이런 상황을 방지하려면 물통을 곁에 두고 술 한 잔에 물 한 잔을 마시려고 노력합니다. 화장실에 자주 가는 단점이 있지만, 술의 장점을 누리면서도 탈수를 막을 수 있습니다. 탈수가 가장 나쁩니다. 더 취하게 될 뿐 아니라 노화를 촉진하기 때문입니다. 나이가 들면서 우리 몸의 수분을 지키지 못해 많은 노화 증상이 발생한다는 사실을 명심할 필요가 있습니다.

2. 술은 한 번에 조금씩만

한 번에 10%씩, 아주 조금만 마신다는 생각으로 술잔을 유지하는 것입니다. 술을 마실 때 단번에 마시거나 별 생각 없이 한입에 많이 마시는 것은 좋지 않습니다. 조금씩 먹겠다고 인지를 하고 습관이 되면 줄일 수 있습니다. 10번은 마셔야 한 잔을 비운다는 생각으로 한 모금에 먹는 양을 줄여보기 바랍니다.

3. 음주 전후에는 비타민

과음하면 비타민B군이 고갈되고 해독 과정에서 다량의 활성 산소가 발생합니다. 그래서 비타민B군과 함께 간 해독제인 글루타티온의 농도를 유지하고 DNA 손상을 막는 비타민C를 섭취하면 좋습니다. 비타민C는 수용성이므로 남아돌면 소변으로 배출되기 때문에 한 번에 많이 먹는 것보다는 조금씩 자주 먹는 것이 좋습니다.

술자리에 가기 전, 술 마시면서, 그리고 자기 전 이렇게 나눠서 수시로 드셔 보세요. 음주 다음날도 세 번 이상에 걸쳐 식사와 함께 먹으면 좋습니다. 자기 전에는 큰 컵에 물을 담아 함께 드시면 더욱 좋습니다.

4. 과음 후에는 운동 자제

과음한 다음날은 가벼운 걷기 외에는 가능하면 과도한 운동을 하지 않기를 권장합니다. 몸이 피곤한 날에는 근력, 근지구력 등 모든 수행력이 감소하기 때문에 평상시와 같은 무게의 운동 기구를 든다면 손상될 가능성이 매우 커지고 알코올로 인해 염증 또한 더욱 오래갈 가능성이 큽니다. 꼭 하고 싶다면 평상시 운동 강도 및 운동량의 3분의 2 이하로 하는 것이 좋습니다.

염증을 완화하는
영양소를 섭취하자

① 오메가-3

오메가-3 오일은 건강한 사람이 먹으면 CRP 수치를 11~12%(5주 복용), 콜레스테롤이 높은 사람이 먹으면 CRP를 25%(3개월 복용), 심근경색 환자는 48% 정도(12개월 복용) 떨어뜨린다고 합니다.

오메가-3 오일에는 아마씨 추출 오일과 생선에서 추출한 오일이 있는데, 생선 오일이 세포 건강에 좋은 EPA, 두뇌 건강에 좋은 DHA 함량이 높아 효과적입니다. 또 항산화 작용이 관절염을 비롯해 대장염, 월경통 등을 완화할 뿐 아니라 동맥경화를 예방하며 기억력을 높이고 감정을 진정시키는 등 뇌 기능에도 긍정적인 영향을 줍니다.

② 비타민C

비타민C도 염증 완화에 좋습니다. 하루에 최소 500mg, 심혈관계 질환이 있다면 1,000mg 이상 섭취하는 것을 추천합니다. 비타민C는 콜라겐을 합성하여 힘줄, 뼈, 혈관, 피부 등의 탄력을 돕고 조직의 노화를 방지하며, 항산화 작용이 있어 관상동맥 질환을 억제하므로 관절염과 노화 방지 모두를 위해 반드시 섭취해야 할 성분입니다.

흔한 부작용으로 설사가 생길 수 있으나 용량을 줄였다가 서서히 늘리면 됩니다. 오히려 변비가 있는 경우 적당히 도움을 받을 수도 있습니다. 또한, 요산이 증가할 수 있으므로 이미 통풍을 진단받으신 분들은 과량 복용에 주의해야 합니다.

비타민C가 효과가 없다는 논문들도 많이 있습니다. 하지만 그 논문은 대개 하루에 필요한 양보다 훨씬 적은 양으로 연구했거나, 효과도 대중을 대상으로 안 먹었을 때에 비해 질환 발생이 얼마나 줄었는지 등 큰 틀에서만 보는 거라 개별 효과를 판단하기에는 어려운 점이 있습니다. 따라서 현재까지 밝혀진 결과를 토대로 손해보다 이득이 될 가능성이 높다면 충분히 복용해볼 만하다고 생각합니다.

③ 아연

아연은 CRP를 감소시킬 뿐 아니라 남성 호르몬의 분비를 촉진하므로 중년 이상의 남성에게 더더욱 좋습니다. 아연은 구리의 흡수를 방해하므로 장기 복용 시에는 15mg에 구리 1mg 정도를 섭취하는 것이 좋습니다. 비타민B의 흡수를 도우므로 따로 챙겨 먹는 것보다는 아연, 구리, 비타민B가 모두 포함된 종합영양제를 챙겨 먹으면서, 비타민C만 추가로 더 먹는 편이 좋겠습니다.

비만은
관절 통증의 주범

복부 비만은 그 자체가 우리 몸에 만성 염증을 유발하여 염증 물질 (CRP)을 높일 뿐만 아니라 대사증후군, 당뇨병, 고혈압, 지방간 등 각종 만성질환의 원인이라는 것은 잘 알려져 있습니다. 또한 체중은 무릎 관절염의 직접적인 위험 인자이기도 합니다. 무릎이 감당하지 못할 짐을 지고 다녀야 하니 어찌 보면 당연한 결과인지도 모르겠습니다. 체중이 1kg이 늘면 평지를 걸을 때는 1kg이 더 부담될 뿐이지만 계단을 오를 때나 달릴 때는 5~10kg 이상 부하가 늘어납니다. 3kg이 늘면 30kg 이상 어마어마한 부담이 늘어나는 것입니다. 또 나이가 들수록 회복력의 범위가 아주 좁아지기 때문에 10kg 이상의 부담은 바로 연골, 인대 손상으로 연결될 수 있습니다. 그래서 더더욱 체중이 늘지 않도록 관리하는 것이 중요합니다.

보통 '살을 빼려면?'이라고 물으면 십중팔구는 '운동해야지'라고 대답합니다. 하지만 과연 비만이 단지 운동이 부족해서 생긴 것일까요? 안타깝게도 극히 일부분만 맞습니다. 건강 잡지《맨즈 헬스 매거진》의 전 편집장 데이비드 징크젠코는 '식스팩은 체육관(Gym)이 아니라 부엌(Kitchen)에서 만들어진다. 건강한 식사가 멋진 복근을 만드는 데 80%를 차지한다'라고 말했습니다. 복부에서 거의 모든 지방을 걷어낸 식스팩을 만드는 데도 이런데 하물며 적절한 체중을 유지하는 것은 어떨까요?

명백히 운동이 아니라 식이요법이 먼저입니다. 식이요법이 자리를 잡고 지방이 걷히기 시작하면 그때부터 운동의 효과가 나타나며 근육이 선명히 드러납니다. 그러므로 저도 비만 환자를 진료할 때 첫 한 달 간은 운동하라는 이야기를 하지 않습니다. 초반부터 운동과 식이요법을 병행하는 것은 매우 어려우므로 일단 건강한 식사 습관을 만드는 데만 집중하기 위해서입니다. 중요한 것은 단지 순서일 뿐입니다. '제거'가 먼저이고 '식이요법'이 우선입니다. 좋은 결과를 빨리 얻고자 하는 마음에 순서를 바꾸면 통증과 좌절, 체중 감량 실패라는 결과만 초래할 뿐입니다.

비만을 예방하는
식사 습관

비만 환자의 일상적인 패턴을 보면 문제가 뭔지 모르거나 혹은 유리한 정보들만 받아들여 부정적 행동이 굳어지어 있는 경우가 많습니다. 때로는 알면서 실천하기는 어려운 경우들이 있습니다. 이런 부분을 교정하고자 하는 것이 인지 행동 치료(CBT, Cognitive Behavioral Therapy)입니다. 일부 의사나 전문가가 비만 환자에게 건강해질 의지가 부족하다며 윽박지르고 일률적인 기준을 밀어붙이는 경우가 있는데 이는 옳지 않습니다. 환자마다 다른 패턴을 이해하고 적절한 타협점을 찾는 것이 바람직합니다. 제가 실천하고 있는, 기존의 의학적 조언과 타협한 식사 습관을 소개하고자 합니다.

가능하면 아침은 조금이라도, 점심은 먹고 싶은 대로

아침을 조금도 먹지 않는다면 전날 저녁부터 다음날 점심까지 16시간 정도 공복 상태입니다. 이렇게 되면 우리의 몸은 영양 부족을 눈치채고 불필요한 낭비를 막기 위해 곳간의 문을 걸어 잠급니다. 결국 평상시 칼로리 소모량(기초대사량)이 줄어들게 됩니다.

게다가 자는 동안 몸의 혈당을 유지하느라 아침에는 당 저장고가 소진된 상태인데, 그 상황에서 에너지를 많이 쓰면 피로와 저혈당에 빠질 수밖에 없고 결국 과식을 부르게 됩니다. 또한 정상적인 뇌 활동을 위한 신경전달물질은 주로 아침에 만들어지기 때문에 아침밥을 잘 먹어야 일상생활도 잘할 수 있습니다.

그럼 어떤 것을 먹으면 좋을까요? 단백질 위주의 든든한 아침을 먹으면 그날 내내 식욕 조절이 쉬워지고 간식을 찾는 일이 줄어듭니다. 한 연구 결과에 따르면 아침 식사 열량의 3분의 1 정도를 단백질로 섭취하면 기초대사량이 20%가량 증가한다고 합니다.

점심은 다이어트, 비만, 열량 모두 잊고 그냥 먹어도 됩니다. 하루에 한 끼 정도는 편하게 먹어야 하는데 이마저도 제한하면 계속 실행하기가 쉽지 않기 때문입니다.

저녁 식사는 조금만

낮에는 에너지가 많이 필요하므로 즉시 사용할 수 있는 에너지원인

탄수화물이 바로바로 소모됩니다. 하지만 일과가 끝나면 소모되지 않은 에너지는 지방, 즉 뱃살이 됩니다. 따라서 활동량이 적은 저녁에는 탄수화물 섭취를 최소화하는 것이 좋습니다.

하지만 사회생활을 하다 보면 저녁 약속이 있을 수밖에 없습니다. 약속이 있는 날은 쿨하게 먹고 싶은 것을 먹되 과식만 피하기 바랍니다. 특히 고기를 먹고 나면 식사 명목으로 나오는 밥, 냉면 등의 탄수화물을 될 수 있으면 먹지 않는 것이 좋습니다.

밥을 완전히 끊기가 어렵다면 $\frac{2}{3}$ 공기, $\frac{1}{2}$ 공기, $\frac{1}{3}$ 공기 순으로 적응하며 줄여나가되, 줄인 만큼을 단백질 반찬 위주로 충분히 먹어야 나중에 허기져서 간식을 찾지 않게 됩니다. 밥만 줄인다면 굳이 열량을 따질 필요도 없습니다.

그런데도 저녁에 탄수화물을 많이 먹은 날에는 식사 후 단 5~10분 정도만이라도 걷는 습관을 들이는 것을 추천합니다. 식후 탄수화물(당)이 몸에 바로 저장되기 전에 조금이라도 써버리는 것입니다. 식후 걷기는 혈당 조절에 큰 도움이 된다는 여러 연구 결과들이 있습니다.

배가 고파서 잠이 안 온다면? 똑똑하게 야식 먹는 법

가장 큰 문제는 저녁을 먹고도 배가 고픈 데서 발생합니다. 이럴 때는 몸이 음식이 필요해서 느끼는 배고픔인지 아니면 단순히 음식이 먹고 싶은 '가짜 배고픔'인지를 구별해야 합니다. 일단 물을 한두 잔

마셔봅니다. 그래도 배가 고프면 따뜻한 우유 한 잔을 마십니다. 우유에 포함된 트립토판 성분은 수면에 도움이 됩니다. 아니면 열량이 적은 토마토나 삶은 달걀을 한 개 정도 먹습니다. 물론 저녁을 먹은 후에는 잠들기 전까지 아무것도 먹지 않는 것이 가장 좋습니다.

저녁을 먹은 후부터 다음 날 아침까지 12시간 이상 공복을 유지하는 '시간 제한 다이어트'가 다른 그 어떤 것보다 체중 감량에 중요하다는 보고도 있었습니다. 야식을 야금야금 줄이고 열량이 없는 것으로 대체해 나가다가 결국에는 야식을 먹지 않는 것을 목표로 해야 합니다.

관절에 좋은
영양 성분

앞에서 염증과 비만을 줄이는 방법, 건강한 식사법에 대해서 알아보았습니다. 일시적인 통증이 있거나 가벼운 통증일 때는 이 정도만 해도 상당히 호전될 것입니다. 하지만 이미 통증이 생긴 초기 단계에서 염증을 가라앉히고 싶을 때는 뭔가 부족합니다. 그래서 이번에는 관절염에 좋은 영양 보충제에 대해서 알아보겠습니다.

가장 중요한 것은 나이가 들면서 점점 얇아지는 관절연골의 원료를 공급하는 일입니다. 관절연골의 구성 성분부터 먼저 살펴보면 물 65~80%, II형 콜라겐 15~20%, 단백 다당 3~5%로 이뤄져 있습니다. 콜라겐과 단백 다당이 무엇인지 알기 위해 연골 구조를 좀 더 자세히 보

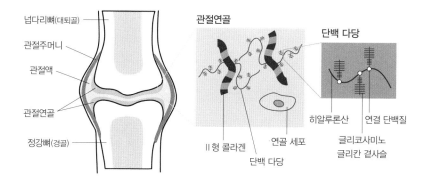

도록 하겠습니다.

[그림 6.1]을 보면 앞서 설명했듯 넙다리뼈와 정강뼈 끝부분은 관절연골로 덮여 있습니다. 이 부분을 자세히 들여다 보면 먼저 드문드문 연골 세포(Chondrocyte)가 보이고 나머지 공간은 세포 외 기질(고분자와 세포액)로 이뤄져 있습니다.

고분자는 연골 세포에서 합성되는데 단단한 그물망 구조를 형성하는 Ⅱ형 콜라겐과 단백 다당(Proteoglycan)으로 구성되어 있습니다. 단백 다당(Proteoglycan)은 히알루론산(Hyaluronic acid)이 바탕을 이루며 한 줄의 코어 단백질(Core protein)에 여러 개의 글리코사미노글리칸(GAG; Glycosaminoglycan) 곁사슬(Side chains)이 붙은 형태입니다.

이 곁사슬을 이루는 GAG가 바로 콘드로이틴 황산(Chondroitin

sulfate), 케라탄 황산(Keratan sulfate) 더마탄 황산(Dermatan sulfate) 등입니다. 황산은 음전하를 띠기 때문에 이 사슬은 서로를 밀어내고 그 작은 공간에 물을 담아 둡니다. 그래서 연골을 말랑말랑한 쿠션처럼 만듭니다. 장시간 관절을 고정하거나 관절염 초기에는 단백 다당이 감소하는데, GAG가 부족해지면 수분이 말라 콜라겐이 쉽게 손상돼 결국 관절연골이 얇아집니다.

따라서 이를 막기 위해 글루코사민, 콘드로이틴 같은 GAG와 그 원료인 천연 유황에 해당하는 MSM(메틸설포닐메탄), SAMe(에스아데노실메티오닌) 그리고 Ⅱ형 콜라겐 같은 영양제를 이용해볼 수 있습니다.

① 글루코사민 Glucosamine

글루코사민은 GAG, 단백 다당을 만드는데 사용되는 필수 물질로서 연골 세포가 단백 다당을 만드는 것을 촉진하고 연골 분해를 억제합니다. 새우, 게 껍데기에서 추출한 키틴(Chitin)으로 만들며, 알레르기를 일으키지 않고 부작용이 없어 갑각류 살의 단백질에 알레르기가 있는 사람도 안심하고 먹을 수 있습니다. 주로 경증의 관절염에 효과가 있으며 비스테로이드성 소염제 용량을 줄이거나 대체 가능합니다. 1,500mg을 세 번에 나눠서 복용합니다. 정상인은 괜찮으나 당뇨 환자는 혈당을 높일 수 있어 혈당 체크가 필요합니다.

② 콘드로이틴 Chondroitin

콘드로이틴 황산은 상어나 소의 연골에서 추출하며 작용 기전은 글루코사민과 비슷합니다. 4개월 이상 투여 시 가짜 약군에 비해 50% 이상 호전되었으며 직접 연골의 두께를 개선한다는 보고가 있었습니다. 하루 800~1,200mg 정도 복용하며 글루코사민 500mg과 콘드로이틴 400mg을 하루 세 번 복용할 수도 있습니다.

③ MSM Methyl Sulfonyl Methane

MSM은 식이 유황으로, 글루코사민과 콘드로이틴을 생산하는데 필요할 뿐 아니라 통증을 감소시키고 항염증 작용이 있습니다. 예방용으로는 1,000~2,000mg 정도를, 통증이 있으면 점차 용량을 늘려 5,000mg에서 최대 8,000mg까지도 섭취할 수 있습니다.

④ SAMe S-Adenosyl-L-Methionine

SAMe는 황을 함유한 아미노산인 L-메티오닌에서 합성되며 단백다당을 합성하는 데 중요한 역할을 합니다. 관절 통증뿐 아니라 우울증 호전 효과도 있습니다. 퇴행성 관절염에 하루 800~1,200mg까지 사용합니다.

⑤ II형 콜라겐 Type II Collagen

우리 몸 전체 단백질의 30%를 차지하는 콜라겐은 연골, 힘줄, 뼈, 인대, 근육 등 근골격계 조직에 많고 혈관, 피부, 폐, 치아 상아질 등 결합 조직에도 많습니다. 특히 고령층은 단백질 섭취량이 부족하고 소화, 흡수도 떨어져서 체내에서 콜라겐 생산이 줄어듭니다. 따라서 관절, 뼈 등이 약해지고 피부 탄력도 떨어집니다. 콜라겐은 혈관 탄력도 좋게 하므로 심혈관계 질환 관리에도 이점이 있습니다. 그뿐 아니라 운동으로 근골격계가 손상된 사람들에게는 특히 필요합니다.

흡수가 잘 되는 저분자 콜라겐(가수분해된 콜라겐)이 좋고 새로운 콜라겐을 합성하는 원료로 쓰이는 과정에서 비타민C, 철분, 유황, 구리 등이 꼭 필요하므로 종합비타민과 같이 먹으면 더욱 효과적입니다.

⑥ 비타민D Vitamin D

질병관리본부 통계에 의하면 한국인의 93%가 비타민D 부족(여성 95.9% 남성 91.3%)이라고 합니다. 비타민D는 원래 칼슘과 함께 복용하면 골밀도 감소가 지연되고 골절 발생도 줄어듭니다. 최근에는 비타민D의 효능이 더 알려지면서 주목을 받고 있습니다. 대장암, 유방암, 전립선암 등에서 암세포를 억제하며 면역을 조절하여 감염 발병은 억제하고 자가면역질환은 줄일 뿐만 아니라 고혈압, 당뇨, 심장병에도 예방 효과가 있습니다. 또한 근육 세포의 수용체와 결합해 단백질 합성과 근육 세포의 성장을 돕기도 합니다.

비타민D는 기름진 생선을 빼고는 음식에 거의 들어있지 않아 따로 섭취해야 합니다. 특히 햇볕에 노출하는 시간이 적으면 하루에 비타민D3를 2000IU를 복용해야 좋습니다. 피검사를 통해 비타민D의 수치가 정상인 30 이상보다 지나치게 낮은 경우 10만~20만 단위를 근육 주사로 급격히 올리는 방법도 있습니다.

⑦ 아보카도 플렉스 ASU, Avocado-Soybean Unsaponifiable

ASU는 아보카도에서 추출한 지방과 콩기름의 불검화물로 만든 복합 제제로 관절염에 효과가 있다고 알려져 있습니다. 불검화물이란 물에 녹지 않고 비누화되지 않는 화합물을 말합니다. 효과는 연골 분해를 억제하고 콜라겐 합성을 촉진하여 관절염을 완화합니다. 하루 한번 300mg을 투여하고 최대한의 효과를 보기까지는 2개월 정도 걸리는 단점이 있으며 우리나라에서는 '이모튼'이라는 이름으로 출시되었습니다.

⑧ 마카 Maca, 승마 Black Cohosh

여성의 경우 폐경기가 가까워지면 여성 호르몬이 줄어들면서 관절 보호 기능도 약해집니다. 그중에서도 작은 관절인 손가락에 관절통을 시작으로 근골격계 통증이 전반적으로 악화하는 것을 경험하게 됩니다. 폐경은 난소 기능이 감퇴하면서 여성 호르몬(에스트로겐)과 황체호르몬(프로게스테론)이 감소해 월경이 끊어지는 것으로, 초기 증상은 얼굴이 화끈거리고 불면증 등으로 나타나지만 관절통 증상은 그보다 훨씬 일찍 나타납니다. 또한 복부 비만도 생겨 관절이 약해진 무릎에도 부담이 더 가게 됩니다. 따라서 기존에 무릎이 불편했던 여성은 폐경기가 다가온다면 좀 더 적극적으로 예방하고 관리할 필요가 있습니다.

마카는 페루 고산 지대에 자생하는 식물입니다. 스트레스와 피로를 풀어주고 성욕과 생식 기능을 증가시키는 강장 식품으로도 알려졌으며, 골밀도를 높여주고 여성 호르몬과 황체 호르몬의 밸런스도 맞춰주기 때문에 폐경기 여성에게 도움이 됩니다. 승마는 식물성 여성 호르몬으로 폐경기 증상을 완화하는 데 도움이 됩니다. 하지만 폐경기 증상이 현저해지면 골다공증도 급격히 진행되기 때문에 보충제보다는 산부인과를 방문하셔서 진단을 받는 것이 좋겠습니다.

이 외에도 염증을 완화하는 보충제로 카레의 주성분인 강황에 많이 함유된 커큐민(Curcumin), 초록입홍합(Green-lipped Mussel), 인도 유향(Boswellia), 양파 추출물인 쿼세틴(Quercetin)과 소나무 껍질에서 추출한 피크노제놀(Pycnogenol) 등이 있습니다.

다음의 표는 관절 영양제로 흔히 쓰이는 성분 9가지를 비교 분석한 논문의 결과를 가져온 것입니다. 보스웰리아가 글루코사민, 콘드로이

	통증 감소	기능 장애 감소
글루코사민 황산	−0.28	−0.45
콘드로이틴 황산	−0.34	−0.36
비타민D	−0.19	−0.36
버드나무껍질 추출물	−0.29	−0.24
MSM (식이 유황)	−0.47	−1.10
아보카도 플렉스	−0.57	−0.48
커큐민 (강황)	−1.19	−1.13
인도 유향 나무 추출물 (보스웰리아)	−1.61	−1.15
피크노제놀	−1.21	−1.84

[출처] Henrotin 등. 최신 류머티즘학 리포트(Current Rheumatology Reports) 2018.

틴보다 통증 완화 작용이 뛰어나고, 관절염으로 인해 생긴 기능 장애 (걷기 속도 감소, 균형 저하 등)를 줄이는 효과는 피크노제놀이 가장 뛰어난 것을 볼 수 있습니다. 하지만 대규모 연구가 이뤄지는 약과는 달리 보충제는 결과가 일정치 않은 경우가 많으니 본인이 직접 먹어보고 가장 맞는 것을 고르는 것이 현명하리라 판단됩니다.

또, 이미 진행된 관절염에서 보충제의 효과는 미미한 경우가 많습니다. 그러므로 앞서 말씀드린 내 몸에 해로운 자세, 운동을 제거하고 식이요법과 함께 이와 같은 관절 보충제들을 통해 미리미리 관절 건강을 관리하는 것이 중요합니다.

궁극의 문제,
노화를 늦추는 방법

무릎을 비롯한 거의 대부분 질병의 원인은 노화에 있다고 할 수 있습니다. 노화가 왜, 그리고 어떻게 일어나는지에 대해서는 많은 이론이 나와 있습니다. 많이 써서 닳는다는 이론, 호르몬이 줄어서 생긴다는 이론, 활성 산소부터 세포의 분열 횟수가 정해져 있다는 텔로미어 이론까지 수백 가지가 넘는 이론이 나와 있다고 합니다. 이렇게 많은 이론이 있다는 것은 아직도 우리가 노화를 제대로 이해하지 못한다는 방증이기도 합니다. 많은 이론은 노화의 단편적인 면만을 보고 있을 뿐입니다.

현재까지의 이론을 종합하면 노화를 늦추고 수명을 연장하는 데 필요한 조건은 크게 두 가지 정도로 압축되는 것 같습니다.

첫째, 우리 몸의 자원과 세포 분열 횟수는 정해져 있으므로 번식기, 즉 30대 이후에는 불필요한 성장(동화)을 억제해야 합니다.

mTOR(mammalian Target Of Rapamycin)은 포유류 라파마이신 표적 단백질의 약자로, 포유류의 세포 내 신호 전달에 관여하며 세포의 분열과 성장을 유도하는 단백질입니다.

이 단백질은 노화와도 밀접한 관련이 있습니다. 우리 몸속의 혈당 수치를 조절하는 인슐린이 과다하게 분비되어 세포에 영양소가 풍부하다는 신호를 보내면 mTOR이 활성화됩니다. 반면에 노화를 막는 불로장생약으로 알려진 라파마이신, 레스베라트롤과 칼로리 제한은 mTOR을 억제하는 역할을 합니다. 이와 같은 사실을 통해 불필요한 영양 공급은 인슐린 분비를 촉진하고(mTOR을 활성화해) 결국 노화가 촉진된다고 할 수 있습니다.

앞에서 설명한 산패한 기름도 마찬가지입니다. 신선한 동물성 기름은 인슐린 분비를 촉진하지 않기 때문에 크게 해가 되지 않을 수 있습니다. 채식 또한 인슐린의 작용(동화)을 방해합니다. 식물이 맵고 떫은 맛을 내는 이유는 동물이 못 먹게 하기 위해서입니다. 그러고 보면 보통 사람들이 왜 채식을 싫어하고 또 건강에 도움이 되는지 이해가 갑니다.

근골격계 쪽으로 생각해보면 가능하면 손상하지 말아야 하겠습니다. 체내에 한정된 자원을 아껴 써야 하는데 쓸데없이 재생해야 할 일이 생기면 관절도 망가지고 장수의 꿈도 물 건너갑니다. 즉, 과도하게 운동해 근골격계가 손상되면 수명도 단축하는 것입니다.

결론적으로 mTOR의 활성화를 막기 위한 해결 방안은 '무리하지 않고 과식하지 않으며 산패한 기름과 설탕을 자제하는 등 좋은 식습관을 가지는 것'입니다. 또한, 적절한 운동은 인슐린 감수성(인슐린에 예민하게 반응하는 정도)을 높여서 결과적으로 인슐린을 적게 분비하도록 유도합니다.

둘째, 불필요한 단백질을 원활히 제거하는 것이 필요합니다.

세포가 영양소 결핍 상황이 됐을 때 자신의 단백질을 분해하거나 불필요한 세포 성분을 스스로 제거해 에너지를 얻는 활동을 자가포식, 오토파지(Autophagy)라고 하는데, 노화 세포를 찾아서 우리 몸이 스스로 제거하는 것을 말합니다. 그런데 나이가 들수록 이 제거 능력이 떨어집니다. 그러다 보니 인체 곳곳에 노화 세포가 축적돼 염증을 유발합니다. 소위 말하는 적폐입니다. 이로 인해 뇌에서는 파킨슨병과 치매를, 눈에서는 백내장과 황반변성을 일으킵니다.

이런 적폐 노화 세포를 제거하는 물질을 투여한 결과 노화 세포가 사라지고 퇴행성 관절염도 완화되었다는 결과가 국제학술지 《네이처

메디슨(Nature Medicine)》에 발표된 적이 있습니다. 흥미로운 것은 노화를 유발하는 mTOR가 오토파지를 억제한다는 사실입니다. 또, 간헐적 단식과 같은 열량 제한 요법이 오토파지를 촉진하는 것으로 밝혀졌습니다.

오토파지의 활성화, 즉 적폐 청산을 위해서는 소식 및 간헐적 단식이 좋습니다. 우리 몸에 영양소가 부족해야 쓸데없는 적폐가 줄어들어 갑니다. 도대체 이게 왜 효과가 있는 것이며, 무슨 효과가 있는지 무거운 짐을 끌고 가는 마차를 예시로 알아보겠습니다.

* 배부를 때

잘 먹어서 힘이 넘치는 말 : "짐을 버리기 아까운데 일단 뭐든 다 가지고 가자."

→ 쓰레기는 넘쳐나고, 수레 바퀴가 망가지고 나서 후회해봐야 돌이킬 수 없음.

* 배고플 때

적게 먹은 말 : "힘도 없는데 웬만한 짐은 다 버리자."

→ 바퀴가 멀쩡한 상태에서 수레를 가볍게 비운 마차는 최고의 성능을 보여줌.

우리 몸은 약간 배가 고파야 효율을 내기 위해 쓸데없는 것은 버리게 됩니다. 버리지 않으면 쓸모없는 것들이 가득 쌓이게 됩니다. 이러한 적폐를 버리는 것은 비만뿐 아니라 노화 전문가들 사이에서 건강하게 사는 데 아주 중요한 요소로 논의되고 있습니다.

연골 등 관절 조직에서도 마찬가지입니다. 적폐가 쌓인 연골은 가벼운 운동도 견디지 못하고 찢어집니다. 녹슨 곳이 늘어나면 건물은 무너질 수밖에 없죠.

적폐 관리로 최고의 컨디션을 되찾은 몸은 회복력도 뛰어납니다. 무리하지 않고 잘 수리한 튼튼한 건축물 같은 몸을 가진 사람이 염증 가득한 무릎을 갖고 있다는 것을 상상하기가 어렵습니다.

이제는 '면역력'보다
'회복력'이다

오래 사는 방법이 이것뿐이라면 너무 안타깝지요. 여기에 추가할 것은 없을까요? 불필요한 성장은 억제하고 불필요한 단백질은 원활하게 제거한다는 데에서 힌트를 찾을 수 있습니다. 바로 내 몸의 '회복력'입니다.

건강한 몸을 위해 필요한 것을 설명할 때 이전에는 '면역력'이라는 말을 많이 사용했습니다. 면역력만 최대로 유지하면 늘 건강하게 살 수 있을 것 같았죠. 하지만 면역력은 방어에 초점을 맞춘 접근입니다. 우리 몸은 미생물 등 외부의 공격으로 인해 망가지기 때문에 이를 잘 방어만 할 수 있으면 된다는 개념이죠. 문제가 생기면 잘라내고 약으로 없애면 된다는 현대 의학의 접근과도 일치합니다.

하지만 좋은 면역력은 건강의 필요조건이지 충분조건은 될 수 없습니다. 즉, 필요한 요소 중의 하나일 뿐이라는 뜻입니다. 군대(면역)만 많다고 부강한 국가가 아닙니다. 부강한 국가이기 때문에 군대가 많은 것이 바람직합니다. 마찬가지로 좋은 면역은 좋은 '회복력'의 부산물이어야 합니다. 세포가 미세하게 손상됐을 때 쉽게 회복할 방법이 있다면 불필요한 성장도 불필요한 단백질도 적게 생기지 않을까요?

그럼 어떻게 내 몸의 회복력을 최상으로 유지할 수 있을까요. 우선 밸런스가 잘 맞아 몸 상태가 편안해야 합니다. 이를 위해 **①불필요한 약물 사용을 억제**하고, **②심장 박동 관리를 엄격히** 하며, **③정서적 관리(스트레스 관리)**를 해야 합니다. 그럼 각각에 대해서 조금 더 자세히 알아보도록 하겠습니다.

약을 장기 복용하지
말아야 하는 이유

약의 효능을 부정할 수는 없습니다. 하지만 너무도 많은 사람이 약의 편리함에 중독되어 있습니다. 약은 불필요한 사용을 억제하며 필요한 경우에만, 그리고 그 효용이 혹시 모를 부작용을 압도한다고 생각될 때만 단기적으로 쓰는 것이 바람직하다고 생각합니다. 그 이유는 다음과 같습니다.

알려진 부작용

무릎 통증을 줄이기 위해 흔히 복용하는 비스테로이드성 소염제만 봐도 알려진 부작용이 크게 4가지입니다. 위궤양, 심혈관계 합병증은 물론 이 약은 간에서 해독되고 신장으로 배출되기 때문에 간 기능, 신장 기능을 모두 떨어뜨릴 수 있습니다.

만약 복용 중에 속이 쓰리거나 혈압이 높아지면 다른 계열의 약으로 교체하는 것이 좋습니다. 비스테로이드성 진통 소염제는 흔히 쓰는 것만 수십 가지 종류가 있으며, 다 같은 약이 아니라 화학 구조에 따라 조금씩 약효가 다르기 때문입니다.

알려지지 않은 부작용

복약 설명서를 본 적이 있으신가요? 의사도 약사도 다 외우지 못하는 부작용이 10가지가 넘게 적혀 있습니다. 워낙 흔치 않고 특이한 부작용이 많고 사람마다 다르게 나타나므로 이걸 다 외우는 것은 무의미합니다. 다만 특이 증상이 나타나면 약의 복용을 중단하기를 권장합니다.

우리 몸은 큰 장기뿐 아니라 세포, 또 더 작게는 효소, 신경전달물질이 균형을 이루고 있습니다. 특정 부분의 작용만을 집중적으로 일으키는 약을 장기간 복용할 경우 우리 몸의 현미경적 밸런스(균형)는 깨지게 됩니다. 이것이 암을 일으킬지, 치매를 일으킬지, 우울증을 일으킬지는 아직도 확실히 알려진 바가 없습니다.

내 몸의 모든 유전자를 분석해서 어떤 약에 취약한지가 나오는 정밀 의학의 시대가 도래하고 있습니다. 하지만 아직 모든 약에 대한 정보가 있는 것도 아니고 비용도 상당히 비쌉니다. 아직까지는 단기적으로만 약을 먹으면서 각자 조심하는 수밖에 없습니다.

약으로 인한 다른 필수 영양소의 고갈

이 또한 모두 다 알기가 어렵고 몇몇 약에 대해서만 문제가 알려져 있습니다. 이를테면 콜레스테롤 수치를 떨어뜨리는 '스타틴'이라는 약은 대표적인 항산화 효소 코엔자임Q10을 고갈시킵니다. 즉 스타틴 복용 시 활성 산소가 늘어나 피해가 커질 수 있습니다.

예를 들어, 장기적으로 콜레스테롤 강하제를 복용할 경우 가랑비에 옷 젖듯 우리 몸의 취약한 부분이 무너져 내릴 수 있습니다. 만일 그 취약한 부분이 혈관이라면 굳이 스타틴을 복용하며 콜레스테롤 수치를 낮춰서 심혈관계 합병증을 줄이려는 시도 자체가 무의미해질 수도 있습니다. 왜냐하면 스타틴이 콜레스테롤 수치뿐 아니라 코엔자임Q10 수치도 동시에 떨어뜨려 심혈관계 합병증이 오히려 증가할 수 있기 때문입니다.

우리가 많이 먹는 진통 소염제 역시 개인에게 어떤 영양소를 고갈시키는지는 아직 알려진 바가 없습니다. 하지만 이 같은 약의 특성을 생각해볼 때 약을 먹는 동안에는 좀 더 영양소 섭취에 신경을 써야 할 것입니다.

효과를 얻기 위한 반대급부

알려지지 않은 부작용과 일맥상통하는 부분입니다. 염증은 왜 일어날까요? 염증만 없으면 우린 건강하게 살 수 있을까요? 그렇지 않습니다. 염증은 손상된 조직을 처리하기 위한 자연스러운 반응입니다. 못 쓰게 된 물건을 태워 없앤다고 생각하시면 될 것 같습니다.

무릎의 경우를 생각해 봅시다. 등산 갔다 오니 무릎에 열이 나고 아픕니다. 이 말은 염증이 생겼다는 의미입니다. 무릎에서 쓸모없어진 뭔가를 불태우고 있는 것이죠. 쓸모없는 것이 왜 생겼을까요? 바로 무리한 등산으로 인해 조직이 손상됐기 때문입니다.

그런데 여기서 쓰레기를 태운다는 것이 너무 옛날 방식 같이 느껴지지 않나요? 맞습니다. 요즘 같으면 분리수거도 하고 친환경 재생도 있지만 그런 기술이 없던 옛날에는 그냥 태워 없애는 게 최선이었습니다. 우리 몸도 아직 태워 없애던 시절의 유전자를 갖고 있습니다. 태워 없애는 방식의 문제점은 옆에 있던 멀쩡한 것도 같이 태울 수 있다는 점입니다. 간혹 쓰레기를 다 태우고 나서도 불이 안 꺼지고 계속 타는 경우도 있습니다. 이러한 우리 몸의 미세한 만성 염증이 심혈관계 합병증의 위험 인자임은 이미 밝혀져 있습니다. 그래서 아스피린 같은 소염제의 장기 복용이 유행한 적도 있었으나 이득에 비해 부작용이 뚜렷해 현재는 제한적으로만 사용되고 있습니다.

약은 특정 작용이 강하기 때문에 효과가 아주 뛰어납니다. 하지만 앞서 말한 이유로 인해 장기적인 사용 혹은 남용은 권장하지 않습니다. 약으로 통증만 줄이고 관절을 계속 쓰면 결국 더 빨리 망가집니다. 게다가 특정 작용 외에 우리가 모르는 건강에 안 좋은 작용이 있을 가능성도 있습니다. 이에 반해 자연물(천연물)은 작용이 극적이지 않은 반면에 이런 부작용 가능성도 낮습니다. 식물이 만들어 갖고 있는 천연 성분들은 오랜 시간에 걸쳐 안정화되었기 때문일 것입니다. 이 물질에 인위적인 화학반응을 일으켜 구조를 깼다면 우리 몸에 미치는 영향이 원래의 물질과는 달라질 수 있습니다.

대량 생산 시대에 값싸고 편리하게 사용되었던 각종 화학 계면활성제 역시 석유라는 천연물을 기반으로 만들었지만 각종 질병을 일으키는 원인이 되어 다시 천연 계면활성제로 회귀하는 추세입니다. 이처럼 우리 몸의 밸런스를 유지할 수 있는 가장 이상적인 치료제는 천연물 추출 성분인 약이 아니라 다소 비싸더라도 천연물 그 자체가 되어야 할 것입니다.

즉, 약은 몸에 되돌릴 수 없는 변화가 많이 진행되었을 때나 초기에 단기간만 쓰고, 가능하면 그 이전 단계에서 경각심을 가지고 천연물 위주로 쓰는 것이 회복력뿐만 아니라 통증 관리에도 매우 효과적인 접근 방식이라고 할 수 있겠습니다.

건강의 핵심은
심장이다

건강과 관련해 오랫동안 연구하면서 내린 결론은 '평생 뛰는 심장 박동수는 정해져 있다'는 점입니다. 그렇다면 심장 박동수가 빠르면 빨리 사망하게 되겠죠. 그래서 냉동 인간 이야기가 나왔는지도 모르겠습니다. 물론 총 횟수는 사람마다 다르고 안 좋은 식사 습관 때문에 심장 혈관이 막히는 등 변수가 생길 수 있습니다. 일반적으로 심장 박동이 빠른 동물은 수명이 짧고 느린 동물은 수명이 길다고 합니다. 그럼 평상시 심박수를 낮게 관리해야 한다는 이야긴데, 어떤 방법이 있을까요? 대표적인 방법이 바로 명상과 운동입니다. 얼핏 완전히 다른 효과를 보일 것만 같은 두 가지가 심박수를 낮추는 이유는 뭘까요?

명상이야 이완 효과가 있으니 그렇다 치고 운동은 왜 그럴까요?

누워만 있으면서 근육을 쓰지 않으면 매일 근육과 뼈가 1%씩 줄어듭니다. 심장의 근육도 마찬가지입니다. 그러다 보니 같은 힘을 발휘하기 위해서 더 많이 뛰어야 합니다. 실제로 심장 박동수도 분당 1.5회 정도 빨라집니다. 이는 누워 있는 사람뿐 아니라 앉아 있는 시간이 긴 현대인에게도 정도의 차이는 있을지언정 그대로 적용됩니다.

그럼 반대로 활발한 움직임이나 운동을 통해 근육이 커지면 어떻게 될까요? 평상시 심장 박동수가 감소합니다. 왜 그럴까요? 운동을 하면 숨이 차고 심장 박동이 빨라집니다. 온몸에서 피가 많이 필요하니 몸이 반응하는 거죠. 그런데 이런 일이 자꾸 생기면 우리 몸은 적응을 합니다. 운동을 할 때마다 너무 힘이 드니 몸에 부담이 안 가도록 힘이 좀 적게 드는 방식으로 적응하는 거죠. 근육을 키우거나 수축을 좀 더 효율적으로 한다거나 같은 양의 산소를 이용해 에너지를 더 많이 내는 방식으로 바뀐다거나 이런 방법을 동원합니다. 그래서 같은 강도, 시간의 운동을 반복하다 보면 점점 더 힘이 적게 들게 됩니다. 이를테면 10km/h 속도로 달릴 때 최대 심박수가 분당 180회였다면 점차 적응하면서 170, 160회 이렇게 떨어집니다. 평상시 심박수도 70회였다면 67, 65회로 점점 떨어집니다. 이렇게 되면 심장 박동수 총량이 줄어들어 심장에 부담도 줄게 되는 것이죠.

운동할 때 심장 박동수가 높아지지 않느냐고요? 맞습니다. 하지만 우리의 전체 인생에서 격렬한 운동을 하는 시간은 매우 짧습니다. 심박수 200을 넘나드는 무리한 운동만 하지 않는다면 또 건강한 상태이기만 하다면 이것은 평상시 심박동수 감소로 금방 상쇄됩니다.

그럼 심장 박동을 느리게 하는 약을 먹는 건 어떠냐고 생각할 수 있습니다. 심장 초음파 검사를 통해 판막 문제가 생기기 쉬운 타입이라면 전체적으로 심장의 움직임을 제한하는 인데놀 같은 베타블로커를 소량 투여하기도 합니다. 이 경우 심장 박동수가 5~10회 정도 감소합니다. 하지만 반대급부로 기력이 떨어지거나 혈압 저하 등 다양한 약의 부작용을 생각해야 하기 때문에 심장내과 전문의와 상의 후 투약을 결정하시는 것이 좋습니다.

스트레스를
관리하자

우리 몸의 설계도는 아직도 원시 시대에 머물러 있습니다. 원시 시대의 전쟁 상황은 맹수를 만나는 것이었습니다. 전쟁을 하려면 우리 몸의 한정된 자원은 전쟁을 잘하는 데만 쓰여야 하기 때문에 전령을 보내어 비상사태에 대한 준비를 하도록 만듭니다. 이 전령이 바로 '스트레스 호르몬'입니다. 이 호르몬은 명확한 판단을 하기 위해 혈당을 올리고 더 빨리 도망치기 위해 심장 박동을 빠르게 하며 탈출로를 살피기 위해 동공을 확장합니다. 또한 도망치는데 필요한 연료를 공급하기 위해 혈당, 콜레스테롤, 혈압을 모두 올립니다. 그러다 보니 당장 살아남는데 불필요한 소화, 면역, 성기능 등은 억제됩니다. 이를 '투쟁 도피 반응(Fight or Flight Response)'이라고도 합니다. 즉 싸우거나 도망 가거나 둘 중에 하나를 선택해서 재빨리 실행에 옮기는 것이지요.

하지만 이런 방식은 현대인이 겪는 스트레스에 대한 대응 방식과는 거리가 있습니다. 우리는 상사의 잔소리, 교통 체증, 투자 손실 등 대부분 정신적 스트레스에 시달리고 있지만 몸은 여전히 맹수를 만날 때와 같은 투쟁 도피 반응이 일어납니다. 한 조사에 따르면 우리는 하루 24시간 중 44%의 시간 동안 스트레스에 시달린다고 합니다. 그렇다면 스트레스를 조절하려면 어떻게 해야 할까요?

그 전에 스트레스가 전혀 없을 수는 없다는 점을 받아들이면 좋을 것 같습니다. 스트레스 0을 만드는 것은 애초에 불가능한 일입니다. 게다가 스트레스가 전혀 없는 게 반드시 좋지도 않습니다. 약간의 스트레스는 오히려 긍정적이며 몸을 더 튼튼하게 만들 수 있습니다.

'강화'의 핵심인 운동도 결국 스트레스입니다. 운동을 하면 바로 스트레스 반응이 생깁니다. 이 스트레스를 어떻게 활용하느냐에 따라 건강한 무릎이냐 조기 관절염이냐가 결정됩니다. 전문적인 용어로 전자를 유스트레스(Eustress), 후자를 디스트레스(Distress)로 구분합니다. 그럼 스트레스를 관리하는 방법은 무엇이 있을까요?

스트레스를 인지하고 받아들여, 오히려 유리하게 이용하자

자신이 처한 상황은 바꿀 수 없어도 그에 대한 반응은 바꿀 수 있습니다. 우리 몸은 신날 때와 화나고 불안할 때 나타나는 반응이 같습니다. 따라서 불안을 흥분이나 유쾌함으로 바꿀 수 있습니다. 스트레스 받는 상황에서 웃으면서 "나는 신난다"라고 크게 외쳐 보십시오. 시험을 볼 때, 면접을 볼 때, 하기 싫은 일을 앞두고 소리치는 이 단순한 행동이 스트레스를 성공의 원동력으로 바꿔줄 수 있습니다.

또 가슴을 펴고 당당한 자세를 취하면서 천천히 숨을 깊게 쉬어 보십시오. 뇌 속의 청반(Locus coeruleus)이라는 곳에서는 불안, 흥분 시에 각성효과가 있는 노르아드레날린이라는 스트레스 호르몬이 분비됩니다. 청반은 이산화탄소에 민감하게 반응합니다. 즉, 숨을 깊게 쉬면 이산화탄소를 줄여 노르아드레날린의 과다 분비를 억제하므로 도움이 됩니다. 또한 머리를 들고 가슴과 허리를 펴면 숨을 깊이 숨쉴 수 있기 때문에 몸에도 긍정적인 영향을 줍니다.

스트레스 반응을 줄이는 음식을 먹자

보통 스트레스를 받으면 기분을 달래기 위해 맵고 짜고 달고 기름진 것을 먹습니다. 스트레스를 받으면 적당한 맛으로는 부족하고 평상시보다 더 자극적인 맛을 원합니다. 하지만 당분이 많은 음식은 혈당을 치솟게 만들었다가 갑자기 떨어지므로 오히려 불안이 가중됩니다. 따라서 스트레스를 받을 때에는 에너지 레벨과 혈당 수치를 안정시키는 음식을 먹어야 합니다.

아몬드, 호두, 호박씨 등은 코르티솔(스트레스 호르몬의 일종) 분비량을 줄이고 좋은 단백질 공급원으로 혈당을 안정시키는 데도 도움이 됩니다. 또한 마그네슘의 공급원으로 신경을 안정시키는 데도 효과적이고 불면증에도 좋습니다. 또 블루베리는 비타민C 함량이 높고 항산화 작용이 탁월하며 면역력에도 좋습니다. 적당히 단맛이 있어서 단 걸 당기지 않게 해주고 혈당에도 크게 영향을 끼치지 않아서 좋습니다. 블루베리가 없다면 다른 베리류나 오렌지도 좋습니다.

스트레스를 받을 때는 커피보다 녹차가 좋습니다. 커피와 카페인 음료는 뇌와 교감신경을 자극해 일시적으로 피로감을 개선시키고 정신을 맑게 하지만, 과도한 카페인은 불면증과 신경과민증을 유발하고 심박수가 올라가 두근거림 같은 증상이 나타나며 고혈압의 위험도 증가합니다. 즉, 뇌를 인위적이고 일시적으로 깨우기는 하지만 결과적으로 뇌가 더욱 지칩니다. 녹차에 함유된 L-테아닌이라는 아미노산이 집중력을 높여주고 기분을 안정시키기 때문에 불안할 때 마시면 좋습니다.

스트레스를 줄이는 간단한 운동과 명상을 하자

스트레스를 줄이기 위해서는 비싼 헬스장을 등록할 필요도, 마라톤 같은 거창한 운동을 할 필요도 없습니다. 동네 공원 몇 바퀴를 도는 등 그저 규칙적으로 운동만 해도 엔도르핀이 분비되어 불안이나 부정적인 감정에 대항해 코르티솔이 덜 나옵니다. 평상시보다 빠르게 걷는다거나 스트레칭을 하거나 무릎이 괜찮은 경우 계단을 오르내리거나 하루 5분씩 줄넘기만 해도 눈에 띄게 호전될 수 있습니다. 몸을 움직이면 뇌의 혈액 순환이 향상돼 뇌가 건강해집니다. 또한 스트레스가 감소하고 사고능력이 증진되며 나쁜 약물이나 습관에 중독될 가능성 또한 감소하니 규칙적인 운동은 건강에 필수적인 것임은 틀림없습니다.

명상에 뿌리를 둔 마음 챙김(Mindfulness)도 좋습니다. 사람들은 과거와 미래를 생각하는데 아주 많은 시간을 할애하고 이것이 우리에게 많은 스트레스를 줍니다. 그래서 그것을 피하고 숨기기 위해 의도적으로 현재의 순간에만 집중하는 것이 마음 챙김입니다. 걸으면서 발가락 움직임에 집중한다든가 누워서 다리 뒷부분을 누르고 숨을 내쉬며 모든 스트레스가 바닥으로 흘러간다고 생각하기, 앉아서 호흡에 집중하는 등 현재에만 몰입하며 비판이나 평가는 자제합니다. 이 마음 챙김은 스트레스로부터 몸을 보호하는 갑옷 같은 역할을 합니다.

내 주변에서 일어나는 일들은 사실 통제할 수가 없습니다. 하지만 스트레스를 유리하게 이용하고, 식단 조절, 마음 챙김 등으로 스트레스의 영향을 최소화한다면 걱정할 필요가 없으며 삶의 질이 눈에 띄게 좋아질 수 있습니다.

잠이 보약이라는
만고의 진리

　걱정거리가 많을 때는 일단 푹 자고 일어나면 한결 머릿속이 정리된 느낌이 듭니다. 조금 피곤해도, 조금 뻐근한 곳이 있어도 잠만 잘 자면 회복됩니다. 반대로 야근한 다음 날 거울을 보면 10년 후 자신의 모습을 볼 수 있습니다. 이 회복력의 비밀은 바로 성장 호르몬입니다.

　성장 호르몬은 어릴 때는 신체가 성장하는 역할을 하지만 성장이 완료되고 나면 수리하는 역할을 합니다. 결국 노화로 인한 신체 기능 저하를 되돌리는 노화 방지 호르몬인 것입니다. 나이가 들면 성장 호르몬이 너무 많아도 앞서 말한 과도한 '동화' 때문에 좋지 않을 수 있습니다. 따라서 일부러 성장 호르몬을 투여하는 것에 대한 의견은 분

분합니다. 하지만 충분한 잠과 운동을 통해 자연적으로 생기는 성장 호르몬이 수명 연장에 효과가 있다는 것에는 이견이 없습니다. 이처럼 중요한 성장 호르몬은 주로 야간에 많이 분비되는데, 밤 11시~새벽 2시 사이, 특히 잠을 자기 시작한 지 1~2시간 후에 최고조에 이릅니다. 만약 2시가 넘어서 자면 그날의 '수리'는 건너뛰는 것입니다. 따라서 충분히 자지 않으면 낮 동안 소소하게 망가진 우리 몸을 정비할 시간을 갖지 못하게 되고 이게 누적되면 필연적으로 몸에 고장이 날 수밖에 없습니다.

수면 부족은 비만과도 밀접한 관련이 있습니다. 렙틴이라는 호르몬은 식욕을 억제하고 탄수화물을 처리하는 역할을 하는데 이 물질은 자는 동안에 많이 분비됩니다. 따라서 수면이 부족하면 렙틴이 적게 분비되어 비만을 일으키고 무릎에 부담이 가중됩니다. 이 밖에도 스트레스 호르몬을 증가시키고 고혈압을 일으켜 심장병 발병 위험을 높입니다. 개인차는 있겠지만 대체로 하루 평균 7~8시간 정도는 자야 충분히 잤다고 볼 수 있습니다.

수면 시간만 중요한 것이 아니라 수면 리듬을 지키는 것도 중요합니다. 많은 사람들이 주말은 밀린 잠을 자는 시간으로 생각합니다. 이는 수면 부족을 보상받기는커녕 수면 리듬을 깨뜨려 오히려 좋지 않습니다. 차라리 주중에 특별한 일이 없는 날에는 1시간 일찍 잠자리에 드는 것을 권합니다.

숙면을 하려면 늦은 저녁에 운동을 무리하지 않는 게 좋습니다. 운동을 하면 잠이 더 잘 올 수도 있지만, 밤에 운동을 하면 몸을 각성 상태로 만들어 오히려 숙면에 방해가 될 수 있습니다. 저녁에 한다면 무리한 운동보다는 산책 같은 가벼운 운동을 추천합니다. 미온수로 샤워를 하는 것도 숙면에 도움이 됩니다.

과도한 낮잠 또한 수면 리듬을 깨뜨릴 수 있고 건강에도 부정적인 영향을 끼칩니다. 정말 피곤한 경우에만 20분 이내로 추천합니다. 밤에 너무 배가 고플 때는 따뜻한 우유 한 잔이나 치즈 한두 조각을 먹으면 좋습니다. 치즈와 우유에는 수면 유도에 필수적인 '세로토닌'의 원료인 '트립토판'이 많이 들어 있어서 숙면에 좋기 때문입니다. 추우면 잠이 드는데 시간이 좀 더 오래 걸리므로 침실의 온도는 따뜻한 편이 좋습니다. 손발이 차면 수면 양말을 이용하는 것도 좋습니다. 이 밖에도 생활 속에서 실천할 수 있는 숙면 방법으로 과음 금지, 옆으로 누워서 자는 습관, 낮은 베개 사용 등이 있습니다.

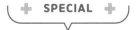

아로마테라피와 관절에 좋은
천연 에센셜 오일

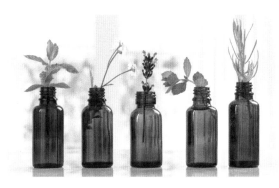

아로마테라피는 정통 의학의 한계를 보완하는 다양한 의료 및 보건 체계, 치료 기술 등을 의미하는 보완대체의학(CAM)의 일종입니다. 향이란 뜻의 아로마(Aroma)와 치료라는 뜻의 테라피(Therapy)가 합쳐진 말로, 우리말로 직역하면 '향기 치료'라고 할 수 있습니다. 이 번역 때문에 단순히 향의 흡입에 의해 우리 몸의 증상을 치료한다는 오해가 발생하는데 실제로 아로마테라피에서 이용하는 아로마는 천연 식물에

서 추출한 에센셜 오일(Essential oil)입니다.

식물은 해충로부터 자신을 지키고 상처를 치유하며 서로 소통하는 목적으로 극소량의 에센셜 오일을 생산합니다. 이 오일은 꽃, 잎, 과실, 뿌리 등에서 증류, 압착 등의 방법으로 얻을 수 있습니다. 따라서 아로마테라피는 이러한 식물의 생명력을 이용하여 '신체적·정신적 웰빙을 얻기 위한 치료법'이라 정의할 수 있습니다.

아로마테라피가 가장 효과적인 것은 스트레스·불안, 두통(편두통), 불면증, 근골격계 문제, 호르몬 문제입니다. 대부분의 사람들은 근골격계 또는 스트레스와 같은 만성적인 문제를 해결하기 위해 아로마테라피를 선택한다고 합니다. 이 책에서 다루는 근골격계(무릎) 문제와 힐링을 동시에 다룰 수 있는 효과적인 방법이기도 합니다.

아로마테라피의 적용 방법은 크게 마사지, 압박, 목욕, 스킨케어 등을 통해 피부로 흡수하는 방법과 흡입하는 방법으로 나뉩니다. 마사지를 할 때에는 피부 자극으로 인해 화상을 입을 수도 있으므로 절대 원액 그대로 쓰면 안 되며 피부의 특성에 따라 아보카도, 로즈힙, 호호바, 달맞이꽃, 스위트아몬드 같은 식물성 베이스 오일에 희석해서 써야 합니다. 또, 일부 오일은 피부 알레르기를 일으킬 수 있고 페니로열, 로즈마리는 경련 환자에게 쓰지 않는 게 좋으며, 특히 페니로열은 간독성을 일으킬 수 있습니다. 여성 호르몬을 활성화하는 애니시드, 펜넬 등은 임신부가 절대 사용하지 말아야 합니다.

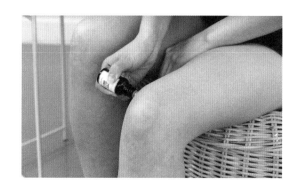

　무릎 관절에 적용할 때는 아래 소개한 에센셜 오일을 적당히 혼합하여 아픈 무릎 주변에 바르고 문질러 흡수시키면 됩니다. 하루에 2~3번 혹은 운동 전후에 적용하면 먹는 약의 사용을 줄일 수 있습니다. 무릎에 조금이라도 이상 증상이 느껴질 때 바로 사용하면 재건, 힐링 효과로 인해 건강한 무릎을 오래 유지하는 데 도움이 됩니다.

관절에 좋은 천연 에센셜 오일

저먼 캐모마일 오일

　국화과에 속한 캐모마일 꽃을 따서 증류한 오일입니다. 이 오일 속에 다량 함유된 푸른빛을 띤 카마줄렌(Chamazulene)은 대표적인 항염 성분으로 관절염을 완화시켜줄 수 있으며, 소아나 임산부가 사용해도 안전하다고 알려져 있습니다.

시프리올 뿌리 오일

이 오일의 주성분 중 하나인 알파－시페론(alpha-Cyperone)은 염증을 일으키는 작용을 줄여줌으로써 항염 작용을 합니다. 그 외에도 진통, 혈당 강하 등의 효과가 알려져 있습니다.

보스웰리아(유향) 오일

유향 나무(Boswellia Serrata)에서 채취한 수지가 원료입니다. 먹는 보충제로도 출시되어 있으며, 일반적으로 알려진 글루코사민이나 식이유황보다 통증 완화에 더 좋다고 보고되기도 했습니다. 《동의보감》에도 유향이 아픈 것을 멎게 하고 새살을 돋게 해 헌데를 낫게 한다고 기록되어 있으며 관절통, 관절 부종 감소, 통증 완화를 위해 한방에서도 많이 사용됩니다. 다만, 유향 나무에도 여러 종이 있고 모두 같은 효과를 나타내는 것은 아니니 주의해야 합니다.

라벤더 오일

에센셜 오일의 어머니라 불리는 라벤더 오일은 열을 제거하고 음(陰)의 기운을 키우는 효능이 있습니다. 불안, 걱정, 두근거림 등을 진정시키고 피로, 불면 등에도 도움이 될 뿐 아니라 근육통, 관절염을 가라앉혀 줍니다. 상처 치유 효과도 뛰어난 만큼 진정한 안티에이징 오일이라고 할 수 있습니다. 하지만 워낙 가짜 오일이 흔해서 제대로

된 에센셜 오일인지 잘 확인하고 사용하는 것이 좋겠습니다.

말캉니 오일

전통적으로 기억력 및 지적 능력 향상을 돕는다고 알려져 있습니다. 인도 전통 의학(아유르베다)에서는 관절염, 통풍 등의 치료를 위해 복용하거나 국소적으로 사용한다고 언급되어 있습니다. 항염 및 진통 효과 외에도 스트레스 완화, 지질 감소, 항경련, 성기능 증진 등 다양한 효과가 있다고 보고되었습니다. 이 오일은 에센셜 오일이 아니라 올리브 오일 같은 식물성 오일이라 섭취도 가능합니다.

건강할 때, 아플 때를 대비해야 합니다

여기까지 함께해 주셔서 고맙습니다. 독자께서 책을 덮으며 과연 어떤 부분이 기억에 남을지 어떤 부분에 공감했을지 궁금합니다. 얼핏 보면 당연한 소리만 써놨다고 하실지도 모르겠습니다. 이 책에는 사실 특별한 운동법이나 새로운 치료법은 없습니다. 하지만 다 아는 지식이 체계적으로 융합되어 정확하고 구체적인 원칙 아래에 세워지는 순간, 새로운 패러다임이 됩니다. 마치 옛 기술을 잘 융합하여 새로운 기계를 만드는 것처럼 말이죠.

저는 동양 철학자 중 노자를 가장 좋아합니다. 그의 사상은 현대 사회에 딱 들어맞는 노화 방지 철학이라고 생각합니다. 도덕경 1장에 '도가도비상도(道可道非常道)'라는 말이 나옵니다. '도를 도라고 할 수 있으면 도가 아니다'라는 뜻입니다. 노자는 모든 것이 상대적일 수 있으므로 뭔가를 규정하거나 내가 '도'라고 규정한 것을 남에게 강요하는 것을 경계했습니다.

수많은 매체에서 무릎 건강에 좋다는 특별한 것을 먹고 특정한 운동을 몇 분간 하라는 등 규정짓는 이야기를 하곤 합니다. 의학(치료)은 다소 이런 면이 있을 수밖에 없지만, 치유(노화 방지)는 결코 이래서는 안 됩니다. 개별화와 조화, 그리고 균형이 중요합니다. 따라서 '도'에 해당하는 무릎 관리 매뉴얼 4단계 원칙 외에 나머지 세부 지침은 '내 상황에 맞게 적용하되 절대적인 것은 없다'는 유연한 사고를 가져야 좋겠습니다.

평안할 때 어려운 시기를 생각하며 미리 대비하라는 사자성어 '안거위사(安居危思)'의 의미처럼 건강할 때일수록 아플 때를 생각하며 대비해야 합니다. 이 책을 통해 독자들이 백 세까지 건강하게 사용할 수 있는 튼튼한 무릎을 갖게 되고, 나아가 나이가 들어서도 원하는 삶을 사는 데 조금이나마 도움이 될 수 있기를 바랍니다.

Special Thanks to
책이 출간되기까지 애써 주신 길벗 출판사의 백혜성 편집자님, 민보람 팀장님, 그 외 모든 관계자분들과 수술 부분을 검토해 주신 정병준 원장님, 기꺼이 추천사를 써 주신 명사님들과 사랑하는 가족, 그리고 이 책을 선택하신 독자 한 분 한 분에게 진심으로 감사의 말씀을 전합니다.

| 참고문헌 및 자료 |

강형욱. 무릎이 아프십니까?. 열음사. 2005

김유수. Compositions for relieving pain with malkangni oil and cypriol oil as active ingredients and method of topical administration of the same(미국특허). 2020

김유수. 강한 남자의 시간은 거꾸로 흐른다. 길벗. 2016

김유수. 장두열 외. 비만체형학(1판). 엠디월드. 2011

김유수. 한국인의 골관절염 위험인자. 서울대학교 의과대학 재활의학과 석사 논문

대한재활의학회. 재활의학(6판). 군자출판사. 2020

대한정형외과학회. 정형외과학2 척추, 하지, 외상, 기타. 최신의학사. 2020

레이 커즈와일. 노화와 질병. 이미지박스. 2006

레이 커즈와일. 영원히 사는 법. 승산. 2011

살바토레 바탈리아 저/대한아로마학회 역. 아로마테라피 완벽 가이드(3판). 영국아로마 테라피센터. 2019

서동원. 무릎, 아는 만큼 오래 쓴다. 바른세상병원. 2018

앨런 개비, 이경원. 우리집 주치의 자연의학3. 동아일보사. 2016

정선근. 백년운동. 아티잔. 2019

정선근. 백년허리. 언탱글링. 2021

조영민 외. 시간제한 다이어트. 아침사과. 2018

조우신, 조계남. 무릎아 나 살려라!. 영창출판사. 2018

타케시 무네타 저/김광해, 이한솔 역. 개원의를 위한 무릎통증치료. 한솔의학서적. 2010

팀 페리스 저/강주헌 역. 포 아워 바디. 갤리온. 2012

Bachle TR, Earle RW. Essentials of Strength Training and Conditioning. Human Kinetics. 2015

Blagosklonny MV. Linking calorie restriction to longevity through sirtuins and autophagy : any role for TOR. Cell death & disease. 2010

British Broadcasting Company. The truth about stress: how to hack your stress response. 2020

Chu YL et al. Autophagy therapeutic potential of garlic in human cancer therapy. J Tradit Complement Med. 2013

D'Lima DD et al. knee joint forces : prediction, measurement and significance. Proc Inst Mech Eng H. 2012

Delavier F. Strength Training Anatomy. Human Kinetics. 2010

Dye Scott. The Knee as a Biologic Transmission With an Envelope of Function : A Theory. Clinical Orthopaedics and Related Research: April 1996

Henrotin Y. Mobasheri A. Natural products for promoting joint health and managing osteoarthritis. Current Rheumatology Reports. 2018

Kenyon CJ. The Genetics of Ageing. Nature. 2010

Kroemer G. Autophagy : a druggable process that is deregulated in aging and human disease. JCI. 2015

Master H et al. Friend or foe : Does walking at higher intensities increase or decrease the risk of total knee arthroplasty over five years?. 2018

NSCA. Exercise Technique Manual for Resistance Training. Human Kinetics. 2021

NSCA. NSCA's essentials of personal training. Human Kinetics. 2015

Parker D. Management of Knee Osteoarthritis in the Younger, Active Patient. Springer. 2016

Rodriguez—Merchan C. et al. Comprehensive treatment of knee osteoarthritis : recent advances. Springer. 2020

Rouzier P. The Sports Medicine Patient Advisor, Third Edition. SportsMed Press. 2010

Trembly A et al. Impact of exercise intensity on body fatness and skeletal muscle metabolism. Metabolism. 1994

Vijay A et al. The anti—inflammatory effect of bacterial short chain fatty acids is partially mediated by endocannabinoids. Gut Microbiome. 2021

Zinczenko D. Spiker T. The Abs Diet. Rodale Books. 2004

통증 없는 무릎 사용 · 유지 · 보수 완전 매뉴얼

무릎 아프기 시작하면 이 책

초판 1쇄 발행 · 2022년 8월 8일
초판 2쇄 발행 · 2023년 1월 6일

지은이 · 김유수

발행인 · 이종원
발행처 · (주)도서출판 길벗
출판사 등록일 · 1990년 12월 24일
주소 · 서울시 마포구 월드컵로 10길 56 (서교동)
대표전화 · 02) 332-0931 | **팩스** · 02) 322-0586
홈페이지 · www.gilbut.co.kr | **이메일** · gilbut@gilbut.co.kr

편집팀장 · 민보람 | **기획 및 책임 편집** · 백혜성(hsbaek@gilbut.co.kr)
제작 · 이준호, 손일순, 이진혁 | **영업마케팅** · 한준희 | **웹마케팅** · 김선영, 류효정, 이지현
영업관리 · 김명자 | **독자지원** · 윤정아, 최희창

디자인 · 김효정 Studio.90f | **교정교열** · 한진영 | **일러스트** · MIA
CTP 출력 · **인쇄** · 교보피앤비 | **제본** · 경문제책

ISBN 979-11-407-0079-0 (03510)
(길벗 도서번호 061001)

ⓒ 김유수

정가 **17,500원**

독자의 1초를 아껴주는 정성 길벗출판사

(주)도서출판 길벗 | IT교육서, IT단행본, 경제경영서, 어학&실용서, 인문교양서, 자녀교육서
www.gilbut.co.kr
길벗스쿨 | 국어학습, 수학학습, 어린이교양, 주니어 어학학습, 학습단행본
www.gilbutschool.co.kr

페이스북 · www.facebook.com/gilbutzigy | **포스트** · post.naver.com/gilbutzigy